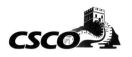

中国临床肿瘤学会（CSCO）

儿童及青少年淋巴瘤诊疗指南
2023

GUIDELINES OF CHINESE SOCIETY OF CLINICAL ONCOLOGY (CSCO)

LYMPHOID MALIGNANCIES IN CHILDREN AND ADOLESCENTS

中国临床肿瘤学会指南工作委员会 组织编写

人民卫生出版社

·北京·

U0369084

图书在版编目（CIP）数据

中国临床肿瘤学会（CSCO）儿童及青少年淋巴瘤诊疗指南 . 2023 / 中国临床肿瘤学会指南工作委员会组织编写. —北京：人民卫生出版社，2023.4
ISBN 978-7-117-34678-8

Ⅰ.①中… Ⅱ.①中… Ⅲ.①小儿疾病－淋巴瘤－诊疗－指南②青少年－淋巴瘤－诊疗－指南 Ⅳ.①R733.4-62

中国国家版本馆 CIP 数据核字（2023）第 051503 号

| 人卫智网 | www.ipmph.com | 医学教育、学术、考试、健康，购书智慧智能综合服务平台 |
| 人卫官网 | www.pmph.com | 人卫官方资讯发布平台 |

中国临床肿瘤学会（CSCO）儿童及青少年淋巴瘤诊疗指南 2023
Zhongguo Linchuang Zhongliu Xuehui（CSCO）Ertong ji Qingshaonian Linbaliu Zhenliao Zhinan 2023

组织编写：中国临床肿瘤学会指南工作委员会
出版发行：人民卫生出版社（中继线 010-59780011）
地　　址：北京市朝阳区潘家园南里 19 号
邮　　编：100021
E - mail：pmph @ pmph.com
购书热线：010-59787592　010-59787584　010-65264830
印　　刷：北京汇林印务有限公司

经　　销：新华书店
开　　本：787×1092　1/32　印张：4
字　　数：107 千字
版　　次：2023 年 4 月第 1 版
印　　次：2023 年 4 月第 1 次印刷
标准书号：ISBN 978-7-117-34678-8
定　　价：48.00 元

打击盗版举报电话：010-59787491　E-mail：WQ @ pmph.com
质量问题联系电话：010-59787234　E-mail：zhiliang @ pmph.com
数字融合服务电话：4001118166　E-mail：zengzhi @ pmph.com

中国临床肿瘤学会指南工作委员会

组　长　徐瑞华　　李　进

副组长　（以姓氏汉语拼音为序）

程　颖	樊　嘉	郭　军	赫　捷	江泽飞
梁　军	梁后杰	马　军	秦叔逵	王　洁
吴令英	吴一龙	殷咏梅	于金明	朱　军

中国临床肿瘤学会（CSCO）

儿童及青少年淋巴瘤诊疗指南

2023

组　　　长　马　军　张翼鷟

副　组　长　高怡瑾　李小秋　张永红

主　　　审　吴敏媛　汤静燕　高子芬　朱　军

顾　　　问　朱雄增　竺晓凡　孙晓非　陈　静　宋玉琴

秘　书　组　赵东陆　黄俊廷　郝文鹏　张　岩

专家组成员（以姓氏汉语拼音为序）（* 为执笔人）

鲍慧铮　　吉林省肿瘤医院

常　健　　吉林大学第一医院

陈　静　　上海交通大学医学院附属上海儿童医学中心

段彦龙　　首都医科大学附属北京儿童医院

高怡瑾*　上海交通大学医学院附属上海儿童医学中心

高子芬　　北京大学基础医学院

韩冰虹　　哈尔滨血液病肿瘤研究所

郝文鹏 *　哈尔滨血液病肿瘤研究所

贺湘玲　　湖南省人民医院

胡绍燕　　苏州大学附属儿童医院

黄　爽 *　首都医科大学附属北京儿童医院

黄东生　　首都医科大学附属北京同仁医院

黄俊廷 *　中山大学肿瘤防治中心

贾月萍　　北京大学人民医院

江　莲　　河北医科大学第四医院

李小秋 *　复旦大学附属肿瘤医院

刘爱春　　哈尔滨医科大学附属肿瘤医院

刘卫平　　北京大学肿瘤医院

罗学群　　中山大学附属第一医院

马　军　　哈尔滨血液病肿瘤研究所

宋玉琴　　北京大学肿瘤医院

孙晓非[*]　中山大学肿瘤防治中心

汤静燕　　上海交通大学医学院附属上海儿童医学中心

王　娟[*]　中山大学肿瘤防治中心

吴敏媛[*]　首都医科大学附属北京儿童医院

杨丽华[*]　南方医科大学珠江医院

张翼鷟[*]　中山大学肿瘤防治中心

张永红[*]　首都医科大学附属北京儿童医院

赵东陆[*]　哈尔滨血液病肿瘤研究所

周春菊　　首都医科大学附属北京儿童医院

朱　军　　北京大学肿瘤医院

朱雄增　　复旦大学附属肿瘤医院

竺晓凡　　中国医学科学院血液病医院

　　基于循证医学证据、兼顾诊疗产品的可及性、吸收精准医学新进展，制定中国常见肿瘤的诊断和治疗指南，是中国临床肿瘤学会（CSCO）的基本任务之一。近年来，临床诊疗指南的制定出现新的趋向，即基于诊疗资源的可及性，这尤其适合于发展中国家，以及地区差异性显著的国家和地区。中国是幅员辽阔、地区经济和学术发展不平衡的发展中国家，CSCO 指南需要兼顾地区发展差异、药物和诊疗手段的可及性及肿瘤治疗的社会价值三个方面。因此，CSCO 指南的制定，要求每一个临床问题的诊疗意见根据循证医学证据和专家共识度形成证据类别，同时结合产品的可及性和效价比形成推荐等级。证据类别高、可及性好的方案，作为 I 级推荐；证据类别较高、专家共识度稍低，或可及性较差的方案，作为 II 级推荐；临床实用，但证据类别不高的，作为 III 级推荐。CSCO 指南主要基于国内外临床研究成果和 CSCO 专家意见，确定推荐等级，以便于大家在临床实践中参考使用。CSCO 指南工作委员会相信，基于证据、兼顾可及、结合意见的指南，更适合我国的临床实际。我们期待得到大家宝贵的反馈意见，并将在指南更新时认真考虑、积极采纳合理建议，保持 CSCO 指南的科学性、公正性和时效性。

中国临床肿瘤学会指南工作委员会

目录

CSCO 诊疗指南证据类别 · 1

CSCO 诊疗指南推荐等级 · 2

CSCO 儿童及青少年淋巴瘤诊疗指南 2023 更新要点 · 3

1 淋巴母细胞淋巴瘤 · 7

   1.1 治疗前评估 · 8

   1.2 病理诊断 · 10

   1.3 分期 · 12

   1.4 治疗（NHL-BFM-90/95 方案） · 15

2 霍奇金淋巴瘤 · 25

   2.1 治疗前评估 · 26

   2.2 病理诊断 · 27

   2.3 分期 · 29

   [附] 霍奇金淋巴瘤 2014 年 Lugano 分期标准 · 30

   2.4 治疗 · 31

3 伯基特淋巴瘤 · 47

   3.1 治疗前评估 · 48

   3.2 病理诊断 · 50

3.3 分期 · 51

3.4 治疗 · 53

4 间变性大细胞淋巴瘤 · 67

4.1 治疗前评估 · 68

4.2 病理诊断 · 70

4.3 分期 · 71

4.4 治疗 · 72

附录 1 体能评分 · 81

附录 2 国际儿童非霍奇金淋巴瘤分期系统 · 82

5 儿童和青少年淋巴瘤常见肿瘤急诊处理 · 87

5.1 肿瘤溶解综合征 · 88

5.2 上腔静脉压迫综合征 / 上纵隔压迫综合征 · 92

6 儿童和青少年大剂量甲氨蝶呤临床应用 · 97

6.1 大剂量甲氨蝶呤治疗前准备 · 98

6.2 大剂量甲氨蝶呤输注方案 · 101

6.3 大剂量甲氨蝶呤的剂量调整 · 103

6.4 叶酸解救方案　·　105

6.5 MTX 血浓度监测及指导 CF 解救的方案　·　106

6.6 水化和碱化方案　·　109

6.7 不良反应防治措施　·　110

CSCO 诊疗指南证据类别

类别	水平	来源	CSCO 专家共识度
1A	高	严谨的 meta 分析、大型随机对照研究	一致共识 （支持意见 ≥80%）
1B	高	严谨的 meta 分析、大型随机对照研究	基本一致共识 （支持意见 60%～<80%）
2A	稍低	一般质量的 meta 分析、小型随机对照研究、设计良好的大型回顾性研究、病例 - 对照研究	一致共识 （支持意见 ≥80%）
2B	稍低	一般质量的 meta 分析、小型随机对照研究、设计良好的大型回顾性研究、病例 - 对照研究	基本一致共识 （支持意见 60%～<80%）
3	低	非对照的单臂临床研究、病例报告、专家观点	无共识，且争议大 （支持意见 <60%）

表头：证据特征（类别、水平、来源）

CSCO 诊疗指南推荐等级

推荐等级	标准
Ⅰ 级推荐	**1A 类证据和部分 2A 类证据** CSCO 指南将 1A 类证据，以及部分专家共识度高且在中国可及性好的 2A 类证据，作为 Ⅰ 级推荐。具体为：适应证明确、可及性好、肿瘤治疗价值稳定，纳入《国家基本医疗保险、工伤保险和生育保险药品目录》的诊治措施
Ⅱ 级推荐	**1B 类证据和部分 2A 类证据** CSCO 指南将 1B 类证据，以及部分在中国可及性欠佳，但专家共识度较高的 2A 类证据，作为 Ⅱ 级推荐。具体为：国内外随机对照研究，提供高级别证据，但可及性差或者效价比不高；对于临床获益明显但价格较贵的措施，考虑患者可能获益，也可作为 Ⅱ 级推荐
Ⅲ 级推荐	**2B 类证据和 3 类证据** 对于某些临床上习惯使用，或有探索价值的诊治措施，虽然循证医学证据相对不足，但专家组意见认为可以接受的，作为 Ⅲ 级推荐

CSCO 儿童及青少年淋巴瘤诊疗指南 2023
更新要点

1 淋巴母细胞淋巴瘤

   1.1 治疗前评估

   骨髓检查中将"NGS 方法"作为Ⅱ级推荐,"RAN-seq 检测"纳入Ⅲ级推荐。

   1.2 病理诊断

   遗传及基因检测"*TEL-AML1* 基因"改为"*ETV6-RUNX1*",将"NGS 方法"作为Ⅱ级推荐。

   1.4 治疗

   难治及复发治疗

   T-LBL   Ⅱ级推荐更新补充"达雷妥尤单抗",新增"维奈克拉"。

   B-LBL   Ⅱ类推荐将"博吐纳"改为"贝林妥欧单抗",新增"奥加依妥珠单抗、维奈克拉"。

2 霍奇金淋巴瘤

   2.4.1 初治方案

   注释:增加"近年来,维布妥昔单抗在成人大型随机对照临床试验中已被证实在一线治疗中能取得良好的疗效,一项德国的研究显示维布妥昔单抗应用在 OEPA/COPDac 中取代长春新碱,生存得到了极大提升,3 年 EFS 率和 OS 率分别为 97.4% 和 98.7%,并可能减少放疗的使用,具有较好的前景。"

2.4.2 复发或难治性 HL

注释：增加"其中有报道免疫检查点抑制剂 PD-1 抗体在亚洲人群霍奇金淋巴瘤儿童中能取得较好的疗效[28]。但是 PD-1 抗体在儿童的研究仍较少，应注意远期不良反应。"

3 伯基特淋巴瘤

3.1 治疗前评估

常规检查：Ⅰ级推荐的专科查体中增加"瘤灶"查体描述。

实验室检查：Ⅰ级推荐的生化全项中增加"肿瘤溶解套系"，Ⅲ级推荐中增加"NGS 筛查遗传易感基因和免疫缺陷基因"。

影像学检查：Ⅰ级推荐强调"MRI（头颅、脊髓）"；超声增加全身浅表淋巴结相关描述。

骨髓检查：Ⅰ级推荐增加"流式细胞学免疫分型"，Ⅱ级推荐增加"骨髓 *C-MYC* 基因检测（FISH 方法）"。

分期：Ⅰ级推荐由"St. Jude 分期"改为"IPNHLSS"分期。

3.2 病理诊断

获取组织的方式：Ⅰ级推荐改为"可疑肿瘤完整切除或肿物穿刺活检"。

免疫组化：Ⅱ级推荐增加"CD19，CD22，P53，EBER-ISH"，Ⅲ级推荐中增加"CD163 计数，CD68 计数"。

遗传及基因检测：Ⅱ级推荐增加"*11q* 异常检测，*IRF4* 重排"，Ⅲ级推荐中增加"肿瘤细胞 NGS 深度测序检测肿瘤癌基因突变激活及抑癌基因突变失活（*TP53*，*ID3*，*CCND3*，*ARID1A*，*TCF3*）"。

3.4 治疗

LMB 协作组治疗方案中：C 组 I 级推荐增加"联合 4~6 剂利妥昔单抗，$375mg/m^2$（>3 岁）"，难治 / 复发患者 I 级推荐增加"自体干细胞移植（预处理选择 VICI）"，"加入临床试验研究，应用免疫靶向治疗（1B 类）"。

4　间变性大细胞淋巴瘤

4.1 治疗前评估

实验室检查：增加"外周血或骨髓 NPM-ALK 定量 PCR 检测"作为 II 级推荐。

4.4 治疗

疾病治疗失败（进展 / 复发），I 级推荐中增加"阿雷替尼"和"维布妥昔单抗"，删除 II 级推荐中的"自体造血干细胞移植"，III 级推荐中增加了"帕博利珠单抗"和"纳武利尤单抗"。

1　淋巴母细胞淋巴瘤

1.1 治疗前评估

	Ⅰ级推荐	Ⅱ级推荐	Ⅲ级推荐
常规检查	**完整病史采集：**主诉、现病史、既往史、家族史、生长发育史、疫苗接种史 **体格检查：**生命体征测量，全身浅表淋巴结、肝、脾，腹部体征，专科查体		
实验室检查	血常规，CRP，生化全项，凝血五项，免疫功能（体液免疫＋细胞免疫），病毒学指标（乙肝病毒、戊肝病毒、梅毒螺旋体、艾滋病病毒、EB病毒、CMV、TORCH抗体），尿便常规		
影像学检查	心电图、心脏彩超，胸部＋腹部＋盆腔增强CT	PET/CT	超声（颈部、腹部、消化道、睾丸或子宫、卵巢、盆腔、腹股沟、腋下、纵隔、瘤灶部位）

	I 级推荐	II 级推荐	III 级推荐
骨髓检查	两个部位骨髓穿刺，骨髓活检，骨髓涂片、白血病免疫分型、骨髓染色体核型分析、FISH 方法、融合基因定量 RT-PCR	NGS 方法	IgH/TCR 重排检测、RAN-seq 检测
中枢神经系统	头颅 MRI，脑脊液常规、生化、找肿瘤细胞	脑脊液白血病免疫分型，脊髓增强 MRI	
分期	修订国际儿童 NHL 分期系统（IPNHLSS）		

淋巴母细胞淋巴瘤

1.2 病理诊断

	Ⅰ级推荐	Ⅱ级推荐	Ⅲ级推荐
获取组织的方式	可疑淋巴结完整切除或切取活检 骨髓白血病免疫分型及活检	空芯针穿刺活检	
IHC	①淋巴母细胞的免疫分型标志 [TdT、CD99、CD34、CD10、CD1a (有时可表达 CD13、CD33)]；② T-LBL 表达 (CD3、CD2、CD4、CD5、CD7、CD8)；③ B-LBL [表达 CD19、PAX5、CD22、CD79a (部分 T-LBL 也可阳性)、CD20]；④早前 T 淋巴细胞白血病 / 淋巴瘤 (ETP-ALL/LBL) 表达 [(CD13、CD33、CD117、CD11b、CD34、CD65、HLA-DR)、CD3、CD7、CD2 等 T 细胞标志]		

病理诊断（续）

	Ⅰ级推荐	Ⅱ级推荐	Ⅲ级推荐
流式细胞	①淋巴母细胞的免疫分型标志［TdT、CD99、CD34、CD10、CD1a（有时可表达CD13、CD33）］；②T-LBL表达（CD3、CD2、CD4、CD5、CD7、CD8）；③B-LBL［表达CD19、PAX5、CD22、CD79a（部分T-LBL也可阳性）、CD20］；④早前T淋巴细胞白血病/淋巴瘤（ETP-ALL/LBL）表达（CD13、CD33、CD117、CD11b、CD34、CD65、HLA-DR）、CD3、CD7、CD2等T细胞标志）		
遗传及基因检测	*ETV6-RUNX1*：t（12；21）（p12；q22），*BCR-ABL*：t（9；22）（q34；q11.2），*MLL-AF4*：t（4；11），*E2A-PBX1*：t（1；19）（q23；13.3）*Ph-like*基因或突变、核型分析	NGS方法	

【注释】

早前T淋巴母细胞白血病/淋巴瘤（ETP-ALL/LBL）表达特点：缺乏CD1a、CD8表达；CD5弱表达或不表达；至少有一个髓系或干细胞抗原表达（CD13、CD33、CD117、CD11b、CD34、CD65、HLA-DR等），但MPO阴性。

1.3 分期

修订国际儿童 NHL 分期系统（IPNHLSS）

分期	肿瘤侵犯范围
Ⅰ期	单个肿瘤（淋巴结、结外骨或皮肤），除外纵隔或腹部病变
Ⅱ期	单个结外肿瘤伴区域淋巴结侵犯
	膈肌同侧 ≥ 2 个淋巴结区域侵犯
	原发于胃肠道肿瘤（常在回盲部）± 相关肠系膜淋巴结受累，肿瘤完全切除。如果伴随恶性腹水或肿瘤扩散到邻近器官应定为Ⅲ期
Ⅲ期	膈肌上和 / 或膈肌下 ≥ 2 个结外肿瘤（包括结外骨或结外皮肤）
	膈肌上下 ≥ 2 个淋巴结区域侵犯
	任何胸腔内肿瘤（纵隔、肺门、肺、胸膜或胸腺）
	腹腔内或腹膜后病变，包括肝、脾、肾和 / 或卵巢，不考虑是否切除
	任何位于脊柱旁或硬脑膜外病变，不考虑其他部位是否有病变
	单个骨病灶同时伴随结外侵犯和 / 或非区域淋巴结侵犯
Ⅳ期	任何上述病变伴随中枢神经系统侵犯（Ⅳ期 CNS），骨髓侵犯（Ⅳ期 BM）或中枢和骨髓侵犯（Ⅳ期 BM+CNS）采用常规形态学方法检测
低危组	按照修订国际儿童 NHL 分期系统，不具有高危因素的 Ⅰ、Ⅱ 期患者（存在早期肿瘤自发溶解或巨大瘤块的 Ⅱ 期患者除外）

危险分层

危险分层	定义
低危组	Ⅰ期和Ⅱ期
中危组	Ⅲ期和Ⅳ期（除外高危组）
高危组	1. 中危组患者诱导Ⅰa（VDLP）第33天疗效评估符合以下任意一点：①肿瘤缩小<70%；②骨髓淋巴瘤细胞>5%；③脑脊液仍找到淋巴瘤细胞；④肿瘤进展 2. 完成诱导方案后肿瘤活性残留或进展

淋巴母细胞淋巴瘤

骨髓侵犯定义：

骨髓穿刺细胞形态学：骨髓幼稚细胞或淋巴瘤细胞 ≥ 5%，适用于所有组织学亚型。

每一期、每一类型骨髓肿瘤侵犯程度和检查方法均需要特定简称描述：

BMm：骨髓形态学阳性（特指淋巴瘤细胞百分比）。

BMi：骨髓免疫表型方法阳性（免疫组织化学或流式细胞术分析：特指淋巴瘤细胞百分比）。

BMc：骨髓细胞遗传学或 FISH 分析阳性（特指淋巴瘤细胞百分比）。

BMmol：骨髓分子生物学技术阳性（PCR 基础：特指侵犯水平）。

外周血侵犯同样采用相同方式表达（PBMm，PBMi，PBMc，PBMmol）。

需要行两个部位骨髓穿刺和髂后骨髓活检进行分析定义骨髓侵犯。

中枢神经系统（CNS）侵犯定义：

影像学检查（如 CT、MRI）证实 CNS 肿瘤包块。

不能用硬膜外病变解释的脑神经瘫痪。

脑脊液细胞形态学检测到幼稚细胞。

定义 CNS 侵犯应特指：CNS 阳性 / 包块，CNS 阳性 / 瘫痪，CNS 阳性 / 幼稚细胞。

脑脊液（CSF）状况：

CSF 阳性：以脑脊液淋巴瘤细胞形态学为依据。

CSF 检测到任何数量的幼稚细胞均应考虑 CSF 阳性。

CSF 状况不明（未做，技术困难）。

与骨髓相似，尽可能描述脑脊液侵犯的检测方法：

CSFm：脑脊液形态学阳性（特指幼稚细胞数 /μl）。

CSFi：脑脊液免疫表型方法阳性（免疫组织化学或流式细胞术分析，特指淋巴瘤细胞百分比）。

CSFc：脑脊液细胞遗传学或 FISH 分析阳性（特指淋巴瘤细胞百分比）。

CSFmol：脑脊液分子生物学技术阳性（PCR 基础，特指侵犯水平）。

睾丸侵犯的诊断： 表现为单侧或双侧睾丸肿大；阴囊透光试验阴性；超声检查可发现睾丸呈非均质浸润灶。

1.4　治疗（NHL-BFM-90/95 方案）

NHL-BFM-90/95 方案	Ⅰ级推荐	Ⅱ级推荐	Ⅲ级推荐
低危组	诱导方案 Ⅰ（VDLP，CAM） 巩固方案 M（6-MP+HD-MTX×4） 维持治疗（6-MP+MTX） 总治疗时间为 2 年（1A 类）		

治疗（NHL-BFM-90/95 方案）（续）

NHL-BFM-90/95 方案	I 级推荐	II 级推荐	III 级推荐
中危组	诱导方案 I（VDLP，CAM） 巩固方案 M（6-MP+HD-MTX×4） 再诱导方案 II（VDLP，CAM） 维持治疗（6-MP+MTX） 总治疗时间为 2 年（1A 类）		
高危组	诱导方案 I（VDLP，CAM） 强化巩固方案（Block1+Block2+Block3）×2 再诱导方案 II（VDLP，CAM） 选择性局部放疗 维持治疗（6-MP+MTX） 总治疗时间为 2 年 （有条件移植患者 3 个 Block 后行异基因 造血干细胞移植）（1A 类）		

治疗（NHL-BFM-90/95 方案）（续）

NHL-BFM-90/95 方案	I 级推荐	II 级推荐	III 级推荐
难治及复发治疗	T-LBL：挽救化疗 CR 后行异基因造血干细胞移植（2A 类）	可选择参加正在进行的临床试验，如奈拉滨、达雷妥尤单抗、维奈克拉等	
	B-LBL：挽救化疗 CR 后行异基因造血干细胞移植（2A 类）	可选择参加正在进行的临床试验，如硼替佐米、氯法拉滨、贝林妥欧单抗、奥加依妥珠单抗、维奈克拉、CAR-T 等	

注：NHL-BFM-90 方案：对所有初诊、中枢无侵犯的 T 淋巴母细胞淋巴瘤患者均需行头颅 12Gy 预防照射。但 NHL-BFM-95 方案中取消了中枢阴性患者的预防性头颅照射，中枢复发未见增加，因此，目前 T 淋巴母细胞淋巴瘤患者治疗中可采用 HD-MTX 和鞘内注射化疗药物取代头颅预防照射。对于起病时中枢神经系统侵犯的淋巴母细胞淋巴瘤患者，需要在维持化疗前行全脑放疗，2 岁以上 18Gy，1~2 岁 12Gy。各医院可根据自身情况改良。

常用化疗方案（NHL-BFM-90/95 方案）

药物	剂量和用法	应用时间
诱导方案 I		
泼尼松	$60mg/m^{2*}$，p.o.	d1~28 后每 3 天减半，9 天后减停
长春新碱	$1.5mg/m^2$（最大 2mg），i.v.	d8、d15、d22，d29
柔红霉素	$30mg/m^2$，i.v.，大于 1h	d8、d15、d22、d29
门冬酰胺酶	$5\,000U/m^2$，i.v.，大于 1h	d12、d15、d18、d21、d24、d27、d30、d33
环磷酰胺	$1\,000mg/m^2$，i.v.，大于 1h	d36、d64
美司钠	$400mg/m^2$，i.v.，环磷酰胺第 0、4、8h	d36、d64
阿糖胞苷	$75mg/m^2$，i.v.	d38~41、d45~48、d52~55、d59~62
巯嘌呤	$60mg/m^2$，p.o.	d36~63
甲氨蝶呤	按年龄选择剂量，i.t.	d1、d15、d29、d45、d59

常用化疗方案（NHL-BFM-90/95 方案）（续）

药物	剂量和用法	应用时间
巩固方案 M		
巯嘌呤	$25mg/m^2$，p.o.	d1~56
甲氨蝶呤	$5g/m^2$，持续静脉滴注（24h）	d8、d22、d36、d50
甲氨蝶呤	按年龄选择剂量，i.t.（MTX 后 2h）	d8、d22、d36、d50
强化巩固方案		
Block1		
地塞米松	$20mg/m^2$，p.o. 或 i.v.	d1~5
长春新碱	$1.5mg/m^2$（最大 2mg），i.v.	d1、d6
阿糖胞苷	$2\,000mg/m^2$，q12h，i.v.（3h），q12h	d5
甲氨蝶呤	$5g/m^2$，持续静脉滴注（24h）	d1
环磷酰胺	$200mg/m^2$，i.v.（1h）	从 d2 下午开始，q.12h.×5 次 d2~4
门冬酰胺酶	$25\,000IU/m^2$，i.v.（2h）	d6、d11
三联鞘内注射	按年龄选择剂量 i.t.（甲氨蝶呤后 1h）	d1

常用化疗方案（**NHL-BFM-90/95 方案**）（续）

药物	剂量和用法	应用时间
Block2		
地塞米松	$20mg/m^2$，p.o. 或 i.v.	d1~5
长春地辛	$3mg/m^2$（最大 5mg），i.v.	d1、d6
多柔比星（阿霉素）	$30mg/m^2$，i.v.（24h）	d5
甲氨蝶呤	$5g/m^2$，持续静脉滴注（24h）	d1
异环磷酰胺	$800mg/m^2$，i.v.（1h）	从 d2 下午开始，q.12h.×5 次，d2~4
门冬酰胺酶	$25\,000IU/m^2$，i.v.（2h）	d6、d11
三联鞘内注射	按年龄选择剂量 i.t.（甲氨蝶呤后 1h）	d1
Block3		
地塞米松	$20mg/m^2$，p.o. 或 i.v.	d1~5
阿糖胞苷	$2\,000mg/m^2$，i.v.（3h），q.12h.	d1~2
依托泊苷	$100mg/m^2$，i.v.（1h）	从 d3 下午开始，q.12h.×5 次
左旋门冬酰胺酶	$25\,000IU/m^2$，i.v.（2h）	d6、d11
三联鞘内注射	按年龄选择剂量，i.t.	d5

淋巴母细胞淋巴瘤

常用化疗方案（NHL-BFM-90/95 方案）（续）

药物	剂量和用法	应用时间
再诱导方案Ⅱ		
地塞米松	$10mg/m^2$，p.o.	d1~21 后每 3 天减半，9 天后减停
长春新碱	$1.5mg/m^2$（最大 2mg），i.v.	d8、d15、d22、d29
柔红霉素	$30mg/m^2$，i.v.，大于 1h	d8、d15、d22、d29
门冬酰胺酶	$10\ 000U/m^2$，i.v.，大于 1h	d8、d11、d15、d18
环磷酰胺	$1\ 000mg/m^2$，i.v.，大于 1h	d36
美司钠	$400mg/m^2$，i.v.，环磷酰胺第 0、4、8h	d36
阿糖胞苷	$75mg/m^2$，i.v.	d38~41、d45~48
巯嘌呤	$60mg/m^2$，p.o.	d36~49
甲氨蝶呤	按年龄选择剂量，i.t.	d38、d45

淋巴母细胞淋巴瘤

常用化疗方案（**NHL-BFM-90/95 方案**）（续）

药物	剂量和用法	应用时间
维持治疗		
巯嘌呤	50mg/m², p.o.	每日 1 次，直至 2 年
甲氨蝶呤	20mg/m², p.o.	每周 1 次，直至 2 年

注：p.o.，口服；i.v.，静脉注射；i.t.，鞘内注射；q.12h.，每 12h 一次。

按年龄三联鞘内注射剂量

年龄 / 岁	MTX/mg	Ara-C/mg	Dex/mg
< 1	6	18	2
1~2	8	24	2.5
2~3	10	30	3
≥ 3	12	36	4

参考文献

[1] BONN BR, ROHDE M, ZIMMERMANN M, et al. Incidence and prognostic relevance of genetic variations in T-cell lymphoblastic lymphoma in childhood and adolescence. Blood, 2013, 121 (16): 3153-3160.

[2] BURKHARDT B, REITER A, LANDMANN E, et al. Poor outcome for children and adolescents with progressive disease or relapse of lymphoblastic lymphoma: A report from the Berlin-Frankfurt-Muenster group. J Clin Oncol, 2009, 27 (20): 3363-3369.

[3] GROSS TG, HALE GA, HE W, et al. Hematopoietic stem cell transplantation for refractory or recurrent non-Hodgkin lymphoma in children and adolescents. Biol Blood Marrow Transplant, 2010, 16 (2): 223-230.

[4] GROSS TG, TERMUHLEN AM. Pediatric non-Hodgkin lymphoma. Curr Hematol Malig Rep, 2008, 3 (3): 167-173.

[5] MITSUI T, MORI T, FUJITA N, et al. Retrospective analysis of relapsed or primary refractory childhood lymphoblastic lymphoma in Japan. Pediatr Blood Cancer, 2009, 52 (5): 591-595.

[6] REITER A, SCHRAPPE M, LUDWIG WD, et al. Intensive all-type therapy without local radiotherapy provides a 90% event-free survival for children with T-cell lymphoblastic lymphoma: A BFM group report. Blood, 2000, 95 (2): 416-421.

[7] SANDLUND JT, PUI CH, ZHOU Y, et al. Results of treatment of advanced-stage lymphoblastic lymphoma at St Jude Children's Research Hospital from 1962 to 2002. Ann Oncol, 2013, 24 (9): 2425-2429.

[8] SCHMIDT E, BURKHARDT B. Lymphoblastic lymphoma in childhood and adolescence. Pediatr Hematol Oncol, 2013, 30 (6): 484-508.

[9] REITER A, SCHRAPPE M, TIEMANN M, et al. Improved treatment results in childhood B-cell neoplasms

淋巴母细胞淋巴瘤

with tailored intensification of therapy: A report of the Berlin-Frankfurt-Münster Group Trial NHL-BFM 90. Blood, 1999, 94 (10): 3294-3306.

[10] RAJENDRAN A, BANSAL D, MARWAHA RK, et al. Tumor lysis syndrome. Indian J Pediatr, 2013, 80 (1): 50-54.

[11] REITER A. Diagnosis and treatment of childhood non-hodgkin lymphoma. Hematology Am Soc Hematol Educ Program, 2007: 285-296.

[12] REITER A. Non-Hodgkin lymphoma in children and adolescents. Klin Padiatr, 2013, 225 (Suppl 1): S87-S93.

[13] NETH O, SEIDEMANN K, JANSEN P, et al. Precursor B-cell lymphoblastic lymphoma in childhood and adolescence: Clinical features, treatment, and results in trials NHL-BFM 86 and 90. Med Pediatr Oncol, 2000, 35 (1): 20-27.

[14] BURKHARDT B, WOESSMANN W, ZIMMERMANN M, et al. Impact of cranial radiotherapy on central nervous system prophylaxis in children and adolescents with central nervous system-negative stage III or IV lymphoblastic lymphoma. J Clin Oncol, 2006, 24 (3): 491-499.

[15] ROSOLEN A, PERKINS SL, PINKERTON CR, et al. Revised international pediatric non-Hodgkin lymphoma staging system. J Clin Oncol, 2015, 33 (18): 2112-2118.

淋巴母细胞淋巴瘤

2 霍奇金淋巴瘤

2.1 治疗前评估

	Ⅰ级推荐	Ⅱ级推荐	Ⅲ级推荐
病史	B 症状（发热、盗汗、体重减轻），既往感染、潜在免疫缺陷和家族史		
体格检查	身高，体重，浅表肿大淋巴结的大小和部位，韦氏环，肝、脾、皮肤、心脏、肺和神经系统体征		
实验室检查	全血细胞计数，红细胞沉降率，肝、肾功能检查，乳酸脱氢酶，肝炎和艾滋病等传染病检查		
影像学检查	PET/CT 颈部、胸部、腹部、盆腔增强 CT/MRI 心脏彩超 心电图和胸部 X 线片		
骨髓检查	骨髓穿刺和活检		

2.2 病理诊断

	I 级推荐	II 级推荐	III 级推荐
活检方式	病变淋巴结或结外病灶切除或切取活检； 骨髓穿刺及活检	淋巴结或结外病灶 空芯针穿刺活检	
组织形态学	初步区分经典型和结节性淋巴细胞为主型，并注意和富于 T 细胞与组织细胞的大 B 细胞淋巴瘤、间变性大细胞淋巴瘤、外周 T 细胞淋巴瘤等类型鉴别		
IHC	经典型霍奇金淋巴瘤（CHL）： CD45, CD20, PAX5, BOB.1, Oct-2, CD3, CD30, CD15, EBV-LMP1 或 EBER-ISH, Ki67 结节性淋巴细胞为主型霍奇金淋巴瘤（NLPHL）： CD45, CD20, PAX5, BOB.1, Oct-2, CD3, CD30, CD15, EBV-LMP1 或 EBER-ISH, EMA, IgD, Ki67		

【注释】

a CHL 典型表型：CD45–，CD20–（或异质性阳性）、PAX5（弱阳性）、BOB.1 和 Oct-2 至少一个失表达，CD30+，CD15+/–，LMP1+/– 或 EBER+–；NLPHL 典型表型：CD45+，CD20+、PAX5+、BOB.1 和 Oct-2 均阳性，EMA+/–，IgD+/–，CD30–，CD15–，LMP– 或 EBER–。

b 儿童霍奇金淋巴瘤诊断同成人：①对亚型而言，NLPHL 相对少见，CHL 中 LDCHL 相对少见；②肿瘤细胞 EBV 阳性且伴有 CD20 表达的 CHL 病例需注意和 EBV 阳性的弥漫性大 B 细胞淋巴瘤鉴别。

2.3 分期

目前儿童和成人的分期都采用 2014 年 Lugano 分期标准来确定。

危险分层

低危	ⅠA 或 ⅡA 期无伴大肿块
中危	ⅠB 或 ⅡB 期病变；ⅠA 或 ⅡA 期伴大肿块；无论是否伴大肿块的 ⅠAE 或 ⅡAE 期、ⅢA 期或ⅣA 期病变
高危	ⅢB 或 ⅣB 期病变

【注释】

a 儿童霍奇金淋巴瘤不同协作组危险分层各不相同，本危险分层参考了 COG 的 AHOD0431 临床研究[1-4]。

b 外周淋巴结大肿块定义：单个或多个互相融合淋巴结直径>6cm[1-4]。

c 纵隔大肿块定义：CT 提示纵隔肿瘤直径 ≥ 10cm 或胸部 X 线片提示大于胸廓内径的 1/3[5]。

[附] 霍奇金淋巴瘤 2014 年 Lugano 分期标准

分期	受累部位
Ⅰ	侵及单一淋巴结区或淋巴样结构，如脾、甲状腺、韦氏环等或其他结外器官/部位（ⅠE）
Ⅱ	在横膈一侧，侵及两个或更多淋巴结区，或外加局限侵犯 1 个结外器官/部位（ⅡE）
Ⅲ	受侵犯的淋巴结区在横膈的两侧（Ⅲ），或外加局限侵犯 1 个结外器官/部位（ⅢE）或脾（ⅢS）或二者均有受累（ⅢSE）
Ⅲ1	有或无脾门、腹腔或门脉区淋巴结受累
Ⅲ2	有主动脉旁、髂部、肠系膜淋巴结受累
Ⅳ	弥漫性或播散性侵犯 1 个或更多的结外器官，同时伴或不伴淋巴结受累
A	无症状
B	发热（体温超过 38℃）、夜间盗汗、6 个月内不明原因的体重下降 10% 以上
E	单一结外部位受累，病变累及淋巴结/淋巴组织直接相连或邻近的器官/组织
S	脾受累

2.4 治疗

2.4.1 初治方案

经典型霍奇金淋巴瘤

危险分层	Ⅰ级推荐	Ⅱ级推荐	Ⅲ级推荐
低危	AV-PC×3 个疗程 ±IFRT（21Gy）（2A 类）或 ABVD×4 个疗程 ±IFRT（21Gy）（2B 类）		
中危	ABVE-PC×4 个疗程后 ±IFRT（21Gy）（1A 类）或 COPP/ABV×6 个疗程 ±IFRT（21Gy）（1A 类）	ABVD×6 个疗程 + IFRT（21Gy）（2B 类）	
高危	ABVE-PC×2 个疗程后评估 快反应：ABVE-PC×2 个疗程 +RT（起病时大肿块区域）（21Gy） 慢反应：IFO+VNB（Ⅳ）×2 个疗程 +ABVE-PC×2 个疗程 +RT（2 个疗程后 PET/CT 阳性区域和任何 >2.5cm 病灶）（21Gy）（1A 类）		

【注释】

a 其他可选方案包括德国 GPOH-HD95 研究对男孩和女孩采用 OEPA-COPDAC（男孩）或 OPPA-COPP（女孩）方案[6-9]，St. Jude 低危采用 VAMP 方案[10]，也都取得了很好的疗效，应注意不同方案对应的危险度分层方法略有不同，应按该方案设计进行调整。

b 低危组：目前推荐 VAMP、AV-PC 和 ABVD 等方案 3~4 个疗程 ± 放疗是标准选择。St. Jude 研究显示儿童低危 HL 采用 VAMP 方案化疗 CR 后不做放疗[10]，不影响 EFS 和 OS。GPOH-HD95 研究提示对于经 OEPA 或 OPPA 方案初始治疗后 CT 或 MRI 显示获得 CR 的早期 HL 患儿，去除放疗不影响生存率[6]。AIEOP MH'96 研究提示低危患者经过 ABVD 化疗后 CR 不放疗的 15 年 OS 和 EFS 为 100% 和 84.5%[11-12]。COG-AHOD0431 研究提示 AV-PC 方案虽然不放疗 OS 可达到 100%，但是 1 个疗程后 PET 阳性，治疗结束时获得 CR 没有进行放疗的患者，其 2 年 EFS 仅为 65%[3]。

c 中危组：不少研究探讨中危患者化疗 CR 后取消放疗。GPOH-HD 95 方案采用 OEPA/OPPA×2 + COPP×2 治疗儿童 HL，中危患者 CR 后不做放疗，5 年 EFS 低于放疗组，但是 OS 无差别[7]。COG-0942 研究采用 COPP/ABV ± RT（21Gy），CR 后不放疗 EFS 低于放疗。而 COG AHOD0031 随机试验结果提示，2 个疗程 ABVE-PC 治疗后 CT 扫描显示快反应（淋巴结直径缩小 ≥60%），继续行 2 个疗程 ABVE-PC 后 PET 结果阴性且实现 CR 的患者，放疗与不放疗 EFS 差别无统计学意义，但进一步分析提示本组中诊断时伴有贫血或 Ⅰ～Ⅱ 期巨大肿块未放疗者预后差[13-14]。

d 高危组：高强度化疗 +RT 是标准选择。COGAHOD0831 高危儿童 HL 临床试验中采用 ABVE-PC×2 个疗程后进行 CT 或 PET/CT 评估。快反应定义：2 个疗程化疗后 CR 或者 PET/CT 阴性（多维尔评分为 1 或 2 分），否则为慢反应。快反应患者继续 2 个疗程 ABVE-PC 方案。如为慢反应则增加 2 个疗程异环磷酰胺 + 长春瑞滨（IV）和 2 个疗程 ABVE-PC 方案化疗。大肿块和慢反应患者均需要放疗。4 年 EFS 和 OS 分别为 80.3% 和 96.5%[2]。COG-59704 评估增强剂量的 BEACOPP 方案治疗高危儿童 HL，5 年 EFS 94%。然而，治疗期间严重感染、远期不育和继发第二肿瘤风险妨碍了此方案作为儿童高危 HL 的最佳选择[15]。近年来，维布妥昔单抗在成人大型随机对照临床试验中已被证实在一线治疗中能取得良好的疗效，一项德国的研究显示维布妥昔单抗应用在 OEPA/COPDac 中取代长春新碱，生存得到了极大提升，3 年 EFS 率和 OS 率分别为 97.4% 和 98.7%，并可能减少放疗的使用，具有较好的前景[16]。

结节性淋巴细胞为主型 HL（NLPHL）[17-21]

危险分层	Ⅰ级推荐	Ⅱ级推荐	Ⅲ级推荐
低危	AV-PC×3 个疗程（2A 类）或 COPP/ABV×4~6 个疗程 ±RT（21Gy）（2A 类）或 VAMP×4 个疗程（2A 类）	完整切除后仅观察（2B 类）或 CVP 方案（2B 类）	
中危	同经典型 HL		
高危	同经典型 HL		

2.4.2　复发或难治性 HL

危险分层	Ⅰ级推荐	Ⅱ级推荐	Ⅲ级推荐
复发时为低危且初诊治疗未行放疗	按初诊中危或高危方案挽救化疗 + RT（1A 类）	IGEV×2~4 个疗程 + 大剂量化疗联合自体造血干细胞移植（2A 类）	
其他复发难治性 HL	挽救化疗 + 大剂量化疗联合自体干细胞移植（2A 类）	维布妥昔单抗、纳武利尤单抗、帕博利珠单抗（正在进行临床试验，患者可选择参加临床试验）	

【注释】

大部分儿童 HL 采用标准治疗可获得治愈，但仍有 10%~20% 患者复发或进展。复发 / 难治儿童 HL 采用积极挽救治疗仍然可获得较好的生存。化疗方案的选择取决于既往治疗，但通常采用非交叉耐药的联合化疗[22]。有研究显示 IGEV 方案（异环磷酰胺、吉西他滨、长春瑞滨和泼尼松龙）有效率高，总有效率（ORR）为（81.3%）。该方案在过去 5 年中被广泛使用，并具有高效低毒的干细胞动员潜力[23]。2020 年欧洲 EuroNet 协作组指南强调挽救化疗后 PET/CT 对复发 / 难治性 HL 患者的预后价值。根据 PET2（一线常规剂量挽救方案 2 程后评估）和 PET4（二线常规剂量挽救方案 2 程后评估）的疗效对儿童青少年 R/RcHL 进行危险分层和推荐挽救方案[24]。目前尚无其他标准挽救化疗方案，鼓励患者参加临床试验，包括单克隆抗体、免疫检查点抑制剂等[25-27]。其中有报道免疫检查点抑制剂 PD-1 抗体在亚洲人群霍奇金淋巴瘤儿童中能取得较好的疗效[28]。但是 PD-1 抗体在儿童的研究仍较少，应注意远期不良反应。另外，质子治疗重要器官累计剂量低，可减少儿童和青少年患者的长期副作用，适用于一线 RT 失败患者。

霍奇金淋巴瘤

2.4.3　常用化疗方案

AV-PC

药物	剂量	给药途径	给药时间	给药间隔
多柔比星（阿霉素，ADM）	$25mg/m^2$	静脉推注	d1~2	每 3 周重复
长春新碱（VCR）	$1.4mg/m^2$（最大 2mg）	静脉推注	d1、d8	
泼尼松（Pred）	$40mg/m^2$	分 3 次口服	d1~7	
环磷酰胺（CTX）	$600mg/m^2$	静脉滴注	d1~2	

VAMP

药物	剂量	给药途径	给药时间	给药间隔
长春碱（VLB）	$6mg/m^2$	静脉推注	d1、d15	每 4 周重复
多柔比星（阿霉素，ADM）	$25mg/m^2$	静脉推注	d1、d15	
甲氨蝶呤（MTX）	$20mg/m^2$	静脉推注	d1、d15	
泼尼松（Pred）	$40mg/m^2$	分 3 次口服	d1~14	

药物	剂量	给药途径	给药时间	给药间隔
多柔比星（阿霉素，ADM）	$25mg/m^2$	静脉推注	d1~2	每3周重复
博来霉素（BLM）	$5mg/m^2$（d1） $10mg/m^2$（d8）	静脉推注	d1、d8	
长春新碱（VCR）	$1.4mg/m^2$（最大2mg）	静脉推注	d1、d8	
依托泊苷（VP16）	$125mg/m^2$	静脉滴注	d1~3	
泼尼松（Pred）	$40mg/m^2$	分3次口服	d1~7	
环磷酰胺（CTX）	$600mg/m^2$	静脉滴注	d1~2	

IV

药物	剂量	给药途径	给药时间	给药间隔
异环磷酰胺（IFO）	$3\ 000mg/m^2$	静脉滴注	d1~4	每3周重复
长春瑞滨（NVB）	$25mg/m^2$	静脉滴注	d1、d5	

ABVD

药物	剂量	给药途径	给药时间	给药间隔
多柔比星（阿霉素，ADM）	$25mg/m^2$	静脉推注	d1、d15	每 4 周重复
博来霉素（BLM）	$10mg/m^2$	静脉推注	d1、d15	
长春碱（VLB）	$6mg/m^2$	静脉推注	d1、d15	
达卡巴嗪（DTIC）	$375mg/m^2$	静脉滴注	d1、d15	

COPP/ABV

药物	剂量	给药途径	给药时间	给药间隔
环磷酰胺（CTX）	$600mg/m^2$	静脉滴注	d1	每 4 周重复
长春新碱（VCR）	$1.4mg/m^2$（最大 2mg）	静脉推注	d1	
丙卡巴肼（PCZ）	$100mg/m^2$	分 3 次口服	d1~7	
泼尼松（Pred）	$40mg/m^2$	分 3 次口服	d1~14	
多柔比星（阿霉素，ADM）	$35mg/m^2$	静脉推注	d8	
博来霉素（BLM）	$10mg/m^2$	静脉推注	d8	
长春碱（VLB）	$6mg/m^2$	静脉推注	d8	

霍奇金淋巴瘤

OEPA

药物	剂量	给药途径	给药时间	给药间隔
长春新碱（VCR）	1.4mg/m^2（最大2mg）	静脉推注	d1、d8、d15	每4周重复
依托泊苷（VP16）	125mg/m^2	静脉滴注	d3~6	
泼尼松（Pred）	60mg/m^2	分3次口服	d1~15	
多柔比星（阿霉素，ADM）	40mg/m^2	静脉推注	d1、d15	

OPPA

药物	剂量	给药途径	给药时间	给药间隔
长春新碱（VCR）	1.4mg/m^2（最大2mg）	静脉推注	d1、d8、d15	每4周重复
丙卡巴肼（PCZ）	100mg/m^2	分3次口服	d1~15	
泼尼松（Pred）	60mg/m^2	分3次口服	d1~15	
多柔比星（阿霉素，ADM）	40mg/m^2	静脉推注	d1、d15	

霍奇金淋巴瘤

COPDAC

药物	剂量	给药途径	给药时间	给药间隔
环磷酰胺（CTX）	650mg/m^2	静脉滴注	d1、d8	每 4 周重复
长春新碱（VCR）	1.4mg/m^2（最大 2mg）	静脉推注	d1、d8	
达卡巴嗪（DTIC）	250mg/m^2	静脉滴注	d1~3	
泼尼松（Pred）	40mg/m^2	分 3 次口服	d1~15	

APPA

药物	剂量	给药途径	给药时间	给药间隔
维布妥昔单抗（Bv）	1.2mg/kg	静脉滴注 30min	d1、d8、d15	每 4 周重复
丙卡巴肼（PCZ）	100mg/m^2	分 3 次口服	d1~15	
泼尼松（Pred）	60mg/m^2	分 3 次口服	d1~15	
多柔比星（阿霉素，ADM）	40mg/m^2	静脉推注	d1、d15	

霍奇金淋巴瘤

CAPDAC

药物	剂量	给药途径	给药时间	给药间隔
环磷酰胺（CTX）	$650mg/m^2$	静脉滴注	d1、d8	每 4 周重复
维布妥昔单抗（Bv）	1.2mg/kg	静脉滴注 30min	d1、d8	
达卡巴嗪（DTIC）	$250mg/m^2$	静脉滴注	d1~3	
泼尼松（Pred）	$40mg/m^2$	分 3 次口服	d1~15	

COPP

药物	剂量	给药途径	给药时间	给药间隔
环磷酰胺（CTX）	$650mg/m^2$	静脉滴注	d1、d8	每 4 周重复
长春新碱（VCR）	$1.4mg/m^2$（最大 2mg）	静脉推注	d1、d8	
丙卡巴肼（PCZ）	$100mg/m^2$	分 3 次口服	d1~15	
泼尼松（Pred）	$40mg/m^2$	分 3 次口服	d1~15	

霍奇金淋巴瘤

CVP

药物	剂量	给药途径	给药时间	给药间隔
环磷酰胺（CTX）	500mg/m^2	静脉滴注	d1	每 3 周重复
长春碱（VLB）	6mg/m^2	静脉推注	d1、d8	
泼尼松（Pred）	40mg/m^2	口服	d1~8	

IGEV

药物	剂量	给药途径	给药时间	给药间隔
异环磷酰胺（IFO）	2 000mg/m^2	静脉滴注	d1~4	每 3 周重复
长春瑞滨（VRB）	25mg/m^2	静脉推注	d1、d5	
吉西他滨（GEM）	800mg/m^2	静脉滴注	d1、d4	
甲泼尼龙（MP）	100mg/m^2	静脉滴注	d1~4	

霍奇金淋巴瘤

参考文献

[1] DHARMARAJAN KV, FRIEDMAN DL, SCHWARTZ CL, et al. Patterns of relapse from a phase 3 Study of response-based therapy for intermediate-risk Hodgkin lymphoma (AHOD0031): A report from the Children's Oncology Group. Int J Radiat Oncol Biol Phys, 2015, 92 (1): 60-66.

[2] KELLY KM, COLE PD, PEI Q, et al. Response-adapted therapy for the treatment of children with newly diagnosed high risk Hodgkin lymphoma (AHOD0831): A report from the Children's Oncology Group. Br J Haematol, 2019, 187 (1): 39-48.

[3] KELLER FG, CASTELLINO SM, CHEN L, et al. Results of the AHOD0431 trial of response adapted therapy and a salvage strategy for limited stage, classical Hodgkin lymphoma: A report from the Children's Oncology Group. Cancer, 2018, 124 (15): 3210-3219.

[4] KAHN JM, KELLY KM, PEI Q, et al. Survival by race and ethnicity in pediatric and adolescent patients with Hodgkin Lymphoma: A children's oncology group study. J Clin Oncol, 2019, 37 (32): 3009-3017.

[5] CHESON BD, FISHER RI, BARRINGTON SF, et al. Recommendations for initial evaluation, staging, and response assessment of Hodgkin and non-Hodgkin lymphoma: The Lugano classification. J Clin Oncol, 2014, 32 (27): 3059-3068.

[6] DÖRFFEL W, RÜHL U, LÜDERS H, et al. Treatment of children and adolescents with Hodgkin lymphoma without radiotherapy for patients in complete remission after chemotherapy: Final results of the multinational trial GPOH-HD95. J Clin Oncol, 2013, 31 (12): 1562-1568.

[7] MAUZ-KÖRHOLZ C, HASENCLEVER D, DÖRFFEL W, et al. Procarbazine-free OEPA-COPDAC chemotherapy in boys and standard OPPA-COPP in girls have comparable effectiveness in pediatric Hodgkin's lymphoma: The GPOH-

HD-2002 study. J Clin Oncol, 2010, 28 (23): 3680-3686.

[8] DÖRFFEL W, LÜDERS H, RÜHL U, et al. Preliminary results of the multicenter trial GPOH-HD 95 for the treatment of Hodgkin's disease in children and adolescents: Analysis and outlook. Klin Padiatr, 2003, 215 (3): 139-145.

[9] RÜHL U, ALBRECHT M, DIECKMANN K, et al. Response-adapted radiotherapy in the treatment of pediatric Hodgkin's disease: An interim report at 5 years of the German GPOH-HD 95 trial. Int J Radiat Oncol Biol Phys, 2001, 51 (5): 1209-1218.

[10] METZGER ML, WEINSTEIN HJ, HUDSON MM, et al. Association between radiotherapy vs no radiotherapy based on early response to VAMP chemotherapy and survival among children with favorable-risk Hodgkin lymphoma. JAMA, 2012, 307 (24): 2609-2616.

[11] BURNELLI R, RINIERI S, RONDELLI R, et al. Long-term results of the AIEOP MH'96 childhood Hodgkin's lymphoma trial and focus on significance of response to chemotherapy and its implication in low risk patients to avoid radiotherapy. Leuk Lymphoma, 2018, 59 (11): 2612-2621.

[12] MARR KC, CONNORS JM, SAVAGE KJ, et al. ABVD chemotherapy with reduced radiation therapy rates in children, adolescents and young adults with all stages of Hodgkin lymphoma. Ann Oncol, 2017, 28 (4): 849-854.

[13] CHARPENTIER AM, FRIEDMAN DL, WOLDEN S, et al. Predictive Factor analysis of response-adapted radiation therapy for chemotherapy-sensitive pediatric Hodgkin lymphoma: Analysis of the Children's Oncology Group AHOD 0031 Trial. Int J Radiat Oncol Biol Phys, 2016, 96 (5): 943-950.

[14] PARZUCHOWSKI A, BUSH R, PEI Q, et al. Patterns of Involved-field radiation therapy protocol deviations in pediatric versus adolescent and young adults with Hodgkin Lymphoma: A report from the Children's Oncology Group AHOD0031. Int J Radiat Oncol Biol Phys, 2018, 100 (5): 1119-1125.

[15] KELLY KM, SPOSTO R, HUTCHINSON R, et al. BEACOPP chemotherapy is a highly effective regimen in children and adolescents with high-risk Hodgkin lymphoma: A report from the Children's Oncology

Group. Blood, 2011, 117 (9): 2596-2603.

[16] METZGER ML, LINK MP, BILLETT AL, et al. Excellent outcome for pediatric patients with high-risk Hodgkin lymphoma treated with brentuximab vedotin and risk-adapted residual node radiation. J Clin Oncol, 2021, 39 (20): 2276-2283.

[17] MARKS LJ, PEI Q, BUSH R, et al. Outcomes in intermediate-risk pediatric lymphocyte-predominant Hodgkin lymphoma: A report from the Children's Oncology Group. Pediatr Blood Cancer, 2018, 65 (12): e27375.

[18] APPEL BE, CHEN L, BUXTON AB, et al. Minimal treatment of low-risk, pediatric lymphocyte-predominant Hodgkin lymphoma: A report from the Children's Oncology Group. J Clin Oncol, 2016, 34 (20): 2372-2379.

[19] APPEL BE, CHEN L, BUXTON A, et al. Impact of low-dose involved-field radiation therapy on pediatric patients with lymphocyte-predominant Hodgkin lymphoma treated with chemotherapy: A report from the Children's Oncology Group. Pediatr Blood Cancer, 2012, 59 (7): 1284-1289.

[20] MAUZ-KÖRHOLZ C, GORDE-GROSJEAN S, HASENCLEVER D, et al. Resection alone in 58 children with limited stage, lymphocyte-predominant Hodgkin lymphoma-experience from the European network group on pediatric Hodgkin lymphoma. Cancer, 2007, 110 (1): 179-185.

[21] SHANKAR A, HALL GW, GORDE-GROSJEAN S, et al. Treatment outcome after low intensity chemotherapy [CVP] in children and adolescents with early stage nodular lymphocyte predominant Hodgkin's lymphoma: An Anglo-French collaborative report. Eur J Cancer, 2012, 48 (11): 1700-1706.

[22] WIRTH A, CORRY J, LAIDLAW C, et al. Salvage radiotherapy for Hodgkin's disease following chemotherapy failure. Int J Radiat Oncol Biol Phys, 1997, 39 (3): 599-607.

[23] MARR K, RONSLEY R, NADEL H, et al. Ifosfamide, gemcitabine, and vinorelbine is an effective salvage regimen with excellent stem cell mobilization in relapsed or refractory pediatric Hodgkin lymphoma. Pediatr Blood Cancer, 2020, 67 (4): e28167.

[24] DAW S, HASENCLEVER D, MASCARIN M, et al. Risk and response adapted treatment guidelines for managing first relapsed and refractory classical Hodgkin lymphoma in children and young people. Recommendations from the EuroNet Pediatric Hodgkin Lymphoma Group. Hemasphere, 2020, 4 (1): e329.

[25] COLE PD, MCCARTEN KM, PEI Q, et al. Brentuximab vedotin with gemcitabine for paediatric and young adult patients with relapsed or refractory Hodgkin's lymphoma (AHOD1221): A Children's Oncology Group, multicentre single-arm, phase 1-2 trial. Lancet Oncol, 2018, 19 (9): 1229-1238.

[26] YOUNES A, GOPAL AK, SMITH SE, et al. Results of a pivotal phase II study of brentuximab vedotin for patients with relapsed or refractory Hodgkin's lymphoma. J Clin Oncol, 2012, 30 (18): 2183-2189.

[27] HARRIS RE, TERMUHLEN AM, SMITH LM, et al. Autologous peripheral blood stem cell transplantation in children with refractory or relapsed lymphoma: Results of Children's Oncology Group study A5962. Biol Blood Marrow Transplant, 2011, 17 (2): 249-258.

[28] QUE Y, WANG J, ZHU J, et al. Combination therapy with anti-PD-1 or PD-1 antibody alone in Asian Pediatric patients with relapsed or refractory cancer. Front Immunol, 2021, 12: 647733.

3 伯基特淋巴瘤

3.1 治疗前评估

	Ⅰ级推荐	Ⅱ级推荐	Ⅲ级推荐
常规检查	**完整病史采集：** 主诉、现病史、既往史、家族史、生长发育史、疫苗接种史 **体格检查：** 生命体征测量，全身浅表淋巴结、肝、脾、腹部体征、专科查体（瘤灶描述）		
实验室检查	血常规，CRP，生化全项（肿瘤溶解套系），凝血五项，免疫功能（体液免疫＋细胞免疫），病毒学指标（乙肝病毒、戊肝病毒、梅毒螺旋体、艾滋病病毒、EB病毒、CMV、TORCH抗体），尿、便常规		NGS筛查遗传易感基因和免疫缺陷基因

伯基特淋巴瘤

	I 级推荐	II 级推荐	III 级推荐
影像学检查	心电图、心脏彩超，胸部＋腹部＋盆腔增强 CT（瘤灶部位），CNS 瘤灶建议做 MRI（头颅、脊髓） 超声（颈部、腹部、消化道、睾丸或子宫、卵巢、盆腔、腹股沟、腋下、纵隔、瘤灶部位）	PET/CT	
骨髓检查	胸骨及髂骨两个部位骨髓穿刺，骨髓形态学及流式细胞免疫分型（包括成熟 B 细胞标记）	骨髓 C-MYC 基因检测（FISH 方法）	
中枢神经系统	头颅 MRI，脑脊液常规、生化、找肿瘤细胞	脑脊液白血病免疫分型、脊髓增强 MRI	
分期	IPNHLSS		

3.2 病理诊断

	I级推荐	II级推荐	III级推荐
获取组织的方式	1. 肿瘤组织：可疑肿瘤完整切除或肿物穿刺活检 2. 骨髓活检 3. 胸腹水病理检查（沉渣离心包埋）		
免疫组化	CD20，CD3，CD10，Bcl-2，Bcl-6，MYC，MUM1，Ki-67	CD19，CD22，TdT，P53，EBER-ISH	CD163计数，CD68计数
流式细胞	CD45，CD20，CD10，CD3，CD5，kappa/lambda，CD19，TDT		
遗传及基因检测	t（8；14）（q24；q32），FISH检测 *MYC* 基因重排	FISH检测 *BCL2*，*BCL6* 基因重排检测，*11q* 异常检测，*IRF4* 重排	肿瘤细胞NGS深度测序检测肿瘤癌基因突变激活及抑癌基因突变失活（*TP53*，*ID3*，*CCND3*，*ARID1A*，*TCF3*）

伯基特淋巴瘤

3.3 分期

修订国际儿童 NHL 分期系统（IPNHLSS）

分期	肿瘤侵犯范围
I 期	单个肿瘤（淋巴结、结外骨或皮肤），除外纵隔或腹部病变
II 期	单个结外肿瘤伴区域淋巴结侵犯
	膈肌同侧 ≥ 2 个淋巴结区域侵犯
	原发于胃肠道肿瘤（常在回盲部）± 相关肠系膜淋巴结受累，肿瘤完全切除。如果伴随恶性腹水或肿瘤扩散到邻近器官应定为 III 期
III 期	膈肌上和 / 或膈肌下 ≥ 2 个结外肿瘤（包括结外骨或结外皮肤）
	膈肌上下 ≥ 2 个淋巴结区域侵犯
	任何胸腔内肿瘤（纵隔、肺门、肺、胸膜或胸腺）
	腹腔内或腹膜后病变，包括肝、脾、肾和 / 或卵巢，不考虑是否切除
	任何位于脊柱旁或硬脑膜外病变，不考虑其他部位是否有病变
	单个骨病灶同时伴随结外侵犯和 / 或非区域淋巴结侵犯
IV 期	任何上述病变伴随中枢神经系统侵犯（IV 期 CNS），骨髓侵犯（IV 期 BM）或中枢和骨髓侵犯（IV 期 BM+CNS）
	采用常规形态学方法检测

骨髓侵犯定义：

详见"1.3 分期"

中枢神经系统（CNS）侵犯定义：

影像学技术证实 CNS 肿瘤包块（如 CT、MRI）不能用硬膜外病变解释的脑神经瘫痪。

脑脊液细胞形态学检测到幼稚细胞。

定义 CNS 侵犯应特指：CNS 阳性 / 包块、CNS 阳性 / 瘫痪、CNS 阳性 / 幼稚细胞。

脑脊液（CSF）状况：

CSF 阳性以脑脊液淋巴瘤细胞形态学为依据。

CSF 检测到任何数量的幼稚细胞均应考虑 CSF 阳性。

CSF 状况不明（未做、技术困难）。

与骨髓相似，尽可能描述脑脊液侵犯的检测方法。

CSFm：脑脊液形态学阳性（特指幼稚细胞数 /μl）。

CSFi：脑脊液免疫表型方法阳性（免疫组织化学或流式细胞术分析：特指淋巴瘤细胞百分比）。

CSFc：脑脊液细胞遗传学或 FISH 分析阳性（特指淋巴瘤细胞百分比）。

CSFmol：脑脊液分子生物学技术阳性（PCR 基础：特指侵犯水平）。

3.4 治疗

儿童伯基特淋巴瘤（BL）的治疗方案，主要采用高剂量、短疗程、按不同危险因素进行的分层治疗。国际上比较有共识的方案主要包括 LMB 协作组方案和 BFM 协作组方案，随着这两组方案的应用，儿童 BL 的预后得到了大幅度的提高。

3.4.1 LMB 协作组方案

LMB 协作组方案主要以 89 方案为骨架，在此基础上又相继诞生出了 96 方案和 02 方案。研究报道 LMB89 方案的疗效 A、B、C 3 个治疗组的 5 年 EFS 分别为 98%、92% 及 84%；89 方案中 C 组患者全部接受颅脑放疗治疗，减少 CNS 的复发。而 96 方案及 02 方案均是在 89 方案的基础上进行了新的临床对照研究，包括 C 组患者取消颅脑放疗，增加 MTX 剂量，从而减少放疗的副作用；同时设对照组探讨减低化疗强度对预后的影响。最终结果显示，取消放疗、增加 MTX 剂量可以很好地预防及治疗中枢神经系统受累，但减低化疗强度的同时会减低患者的无事件生存率。因此，目前的改良方案仍以 LMB89 方案作为儿童 BL 主要的治疗方案，同时取消颅脑放疗。

改良 LMB89 方案：①首剂 HD-MTX 剂量减量（等同窗口试验），以减少初期 MTX 治疗相关死亡率。具体如下，C 组 CNS+ 患者除首次应用 MTX 为 $5g/m^2$ 外，余疗程 MTX 均为 $8g/m^2$，而 C 组 CNS- 患者首次应用 MTX 为 $3g/m^2$，余疗程均为 $5g/m^2$。取消 C 组患者的放疗。②为了适应国情，将 COPADM 巩固治疗中的蒽环类药物输注时间由 $60mg/m^2$，48h 持续输注改为每次 $30mg/m^2$，6 小时，分 2 天输注。具体方案如下。

伯基特淋巴瘤

	Ⅰ级推荐	Ⅱ级推荐	Ⅲ级推荐
A 组 完全切除的Ⅰ~Ⅱ期	COPAD（长春新碱、环磷酰胺、泼尼松、柔红霉素）→ COPAD（1A 类）		
B 组 未完全切除的Ⅰ~Ⅱ期、无中枢神经系统侵犯并且骨髓中肿瘤细胞 ≤ 25% 的Ⅲ~Ⅳ期	COP（长春新碱、泼尼松、环磷酰胺、鞘内注射）→ COPADM（长春新碱、环磷酰胺、泼尼松、柔红霉素、甲氨蝶呤、鞘内注射）→ COPADM → CYM（甲氨蝶呤、阿糖胞苷、鞘内注射）→ CYM → COPADM，甲氨蝶呤剂量为 3g/m² （1A 类）	利妥昔单抗 （2A 类）	
C 组 骨髓中肿瘤细胞>25%、存在巨大瘤灶（单个瘤灶直径>10cm 或>4 个器官浸润）、存在 CNS 和 / 或睾丸侵犯，以及 A 组和 B 组早期治疗反应不好（COP 方案化疗第 7 天瘤灶缩小 < 25% 和 / 或中期评估存在残留病灶）	COP → COPADM → COPADM → CYVE（小剂量阿糖胞苷、大剂量阿糖胞苷、依托泊苷）+ 甲氨蝶呤 → CYVE → M1（长春新碱、环磷酰胺、泼尼松、柔红霉素、甲氨蝶呤、鞘内注射）→ M2（阿糖胞苷、依托泊苷）→ M3（长春新碱、泼尼松、柔红霉素、环磷酰胺）→ M4（阿糖胞苷、依托泊苷），甲氨蝶呤剂量为 5~8g/m²，联合 4~6 剂利妥昔单抗，375mg/m²（>3 岁）（1A 类）	利妥昔单抗 （2A 类）	

伯基特淋巴瘤

	I 级推荐	II 级推荐	III 级推荐
难治 / 复发患者	1. 若为 B 组患者：R+C 组方案 2. 若为 C 组患者：R+ICR，R+EPOCH，如 CR，+ 自体干细胞移植（预处理选择 VICI） 3. 加入临床试验研究，应用免疫靶向治疗 （1B 类）		

【注释】

若患儿化疗前检查提示存在免疫功能缺陷或乙肝病毒感染，方案中取消利妥昔单抗的应用。

改良 LMB89 方案（A 组）

药物 / 方案	剂量	治疗天数
COPAD		
CTX	500mg/m^2	d1~3（分 2 次输注）
VCR	2mg/m^2（max=2mg）	d1、d6
Pred	60mg/m^2	d1~5，减量 3d
DNR	30mg/m^2	d1~2，6h 输注

伯基特淋巴瘤

改良 LMB89 方案（B 组 /C 组）

药物 / 方案	剂量	治疗天数
预治 COP 方案		
CTX	$0.3g/m^2$	d1
VCR	$2mg/m^2$	d1
Pred	$60mg/m^2$	d1~7
鞘内注射	MTX+Dex	d1（B 组）
	MTX+Dex+Ara-C	d1、d3、d5（C 组）
COPADM1 方案（d8 起）		
VCR	$2mg/m^2$	d1
HD-MTX	$3g/m^2$（B 组，C 组 CNS–）	d1，3h
	$5g/m^2$（C 组 CNS+）	d1，4h
CFR	$15mg/m^2$	d2~4（MTX 24h 起）
DNR	$30mg/m^2$	d2~3，6h 输注
CTX	$0.5g/m^2$	d3、d4（分 2 次）
Pred	$60mg/m^2$	d1~5，减停 3d
鞘内注射	MTX+Dex	d2、d6
	MTX+Dex+Ara-C	d2、d4、d6

伯基特淋巴瘤

改良 LMB89 方案（B 组 /C 组）（续）

药物 / 方案	剂量	治疗天数
COPADM2 方案（除以下外同 COPADM1 方案）		
HD-MTX	$3g/m^2$（B 组）	d1，3h
	$5g/m^2$（CNS– 的 C 组患者）	d1，4h
	$8g/m^2$（CNS+ 的 C 组患者）	d1，4h
CTX	$1g/m^2$	d2、d3、d4（分 2 次）
B 组巩固治疗		
CYM1/CYM2 方案（完全相同）		
HD-MTX	$3g/m^2$	d1，3h
Ara-C	$100mg/m^2$	d2~6，24h 持续静点
鞘内注射	MTX+Dex	d2
	Ara-C+Dex	d7

药物 / 方案	剂量	治疗天数
C 组巩固治疗		CYVE2 的 d1
CYVE1/CYVE2 方案（仅 CYVE1 后追加 MTX 及鞘内注射）		
Ara-C	50mg/m^2	d1~5（8pm~8am）
HD-Ara-C	3g/m^2	d2~5（8am~11pm）
VP16	100mg/m^2	d2~5（2pm~4pm）
HD-MTX	8g/m^2	CYVE1 后 d18~25
MTX+Dex+Ara-C（鞘内注射）	15mg/ 次 +4mg/ 次 +30mg/ 次	MTX 后 24h
COPADM3 方案（仅 B 组患者）（除以下外同 COPADM2 方案）		
ADR	30mg/m^2	d1/d2
鞘内注射	MTX+Dex	d2
M1 方案（仅 C 组患者）（除以下外同 COPADM2 方案）		
HD-MTX	5g/m^2（CNS–）	d1
	8g/m^2（CNS+）	d1
CTX	1g/m^2	d2、d3（分 2 次）
ADR	60mg/m^2	d2、d3，6h
鞘内注射	MTX+Dex+Ara-C	d2

药物 / 方案	剂量	治疗天数
M3 方案（仅 C 组患者）		
VCR	$2mg/m^2$	d1
ADR	$30mg/m^2$	d1、d2
CTX	0. $5g/m^2$	d1、d2
Pred	$60mg/m^2$	d1~5，减停 3 天
M2 及 M4 方案（仅 C 组患者）		
VP16	$150mg/m^2$	d1~3
Ara-C	$100mg/m^2$	d1~5

注：CTX. 环磷酰胺；VCR. 长春新碱；Pred. 泼尼松；Dex. 地塞米松；MTX. 甲氨蝶呤；Ara-C. 阿糖胞苷；CFR. 四氢叶酸钙；ADR. 多柔比星（阿霉素）；DNR. 柔红霉素；VP16. 依托泊苷；HD. 大剂量。

【注释】

LMB96 方案是以 89 方案为基础进行改良：①在 B 组和 C 组设置不同的随机对照组，该方案将 B 组患者分为 4 个治疗组，其中一个随机对照是将 COPADM2 方案中的环磷酰胺减半，另一个随机对照是去除 M1 方案；②将 C 组患者分成 4 个对照组，分别为标准化疗组、化疗减量组（将 CYVE 中的阿糖胞苷及依托泊苷减量，并去除了 M2-M4 方案）。疗效：A 组患者 EFS 为 98%；B 组患者 4 个随机对照组 EFS 分别为 91%、92%、93%、93%；C 组患者 CNS- 组的标准方案化疗组及化疗减量组 EFS 分别为 94%、86%；C 组 CNS+ 组的标准方案化疗组及化疗减量组 EFS 分别为 84%、72%。

3.4.2 BFM95 方案

BFM95 方案也是目前国际上常用的儿童 BL 化疗方案。该方案疗效：A 组患者 5 年 EFS 为 95%；B 组患者 R2 和 R3 组患者的 EFS 分别为 94%、85%；C 组患者的 EFS 为 81%，具体方案如下。

BFM 协作组方案

	Ⅰ 级推荐	Ⅱ 级推荐	Ⅲ 级推荐
R1 组 Ⅰ 期和 Ⅱ 期肿瘤完全切除	A（地塞米松、甲氨蝶呤，依托泊苷、异环磷酰胺、阿糖胞苷、鞘内注射）→ B（地塞米松、甲氨蝶呤、环磷酰胺、阿糖胞苷、多柔比星、鞘内注射）（1A 类）		
R2 组 Ⅰ 期和 Ⅱ 期肿瘤未完全切除或 Ⅲ 期且 LDH < 500U/L	预治疗 V（地塞米松、环磷酰胺、鞘内注射）→ A（长春新碱、地塞米松、甲氨蝶呤、依托泊苷、异环磷酰胺、阿糖胞苷、鞘内注射）→ B（地塞米松、甲氨蝶呤、环磷酰胺、阿糖胞苷、多柔比星、鞘内注射）→ 评估完全缓解 → A → B（1A 类）		

BFM 协作组方案（续）

	I 级推荐	II 级推荐	III 级推荐
R3 组 **III 期且 LDH 水平** **500~1 000U/L** **IV 期 + 伯基特白血** **病，且无中枢侵犯，** **并 且 LDH 水 平 <** **1 000U/L**	V → AA（长春新碱、地塞米松、甲氨蝶呤、依托泊苷、 异环磷酰胺、阿糖胞苷、鞘内注射）→ BB（地塞米松、 甲氨蝶呤、环磷酰胺、阿糖胞苷、多柔比星、鞘内注射）→ CC（地塞米松、长春地辛、阿糖胞苷、依托泊苷）→ AA → BB（1A 类）	利妥昔单抗 （2A 类）	
R4 组 **III / IV 期 + 伯基特** **白血病期，LDH ≥** **1 000U/L，伴或不伴** **有中枢侵犯**	V-AA-BB-CC-AA-BB-CC（1A 类）	利妥昔单抗 （2A 类）	

BFM95 方案

药物 / 方案	剂量	治疗天数
预治疗		
地塞米松	$5mg/m^2$，$10mg/m^2$	d1~2、d3~5
CTX	$200mg/m^2$	d1~5
鞘内注射		d1
Course A		
Dex	$10mg/m^2$	d1~5
VCR	$1.5mg/m^2$（max=2mg）	d1
IFO	$800mg/m^2$	d1~5
MTX（4h 输注）	$1\,000mg/m^2$	d1
Ara-C	$300mg/m^2$（分 2 次）	d4~5
VP-16	$100mg/m^2$	d4~5
鞘内注射		d1

伯基特淋巴瘤

BFM95 方案（续）

药物 / 方案	剂量	治疗天数
Course B		
Dex	$10mg/m^2$	d1~5
VCR	$1.5mg/m^2$（max=2mg）	d1
CTX	$200mg/m^2$	d1~5
MTX（4h 输注）	$1\,000mg/m^2$	d1
ADR	$25mg/m^2$	d4~5
鞘内注射		d1
Course AA 同 Course A 方案，除了		
MTX（4h 输注）	$5\,000mg/m^2$	d1
鞘内注射		d1、d5
Course BB 同 Course B 方案，仅增加		
MTX（4h 输注）	$5\,000mg/m^2$	d1
鞘内注射		d1、d5

伯基特淋巴瘤

BFM95 方案（续）

药物 / 方案	剂量	治疗天数
Course CC		
Dex	$20mg/m^2$	d1~5
VDS	$3mg/m^2$（max=5mg）	d1
Ara-C	$3g/m^2$	d1~2，q.12h.
VP-16	$150mg/m^2$	d3~5
鞘内注射		d5

【注释】

若患儿化疗前检查提示存在免疫功能缺陷或乙肝病毒感染，方案中取消利妥昔单抗的应用。

各组方案不同危险度化疗药物累积量的对比（单位：mg/m^2）

药物	PRED/Dex	CTX/IFO	VCR	MTX	Adr	Ara-C	VP-16	IT/ 次数
A 组								
LMB89	720	3 000	8	0	120	0	0	0
NHL-BFM95	100 （地塞米松）	1 000/4 000	3	2 000	50	600	200	2

各组方案不同危险度化疗药物累积量的对比（单位：mg/m^2）（续）

药物	PRED/Dex	CTX/IFO	VCR	MTX	Adr	Ara-C	VP-16	IT/次数
B 组								
LMB89	1 440	5 800	9	15 000	180	1 000	0	6
NHL-BFM95 （R2/R3）	240/340 （地塞米松）	2 400/2 400 8 000/8 000	6/6	4 000/ 20 000	100/ 100	1 200/ 13 200	400/ 900	5/10
C 组								
LMB89	1 740	6 800	11	24 000	240	2 450	2 500	10
NHL-BFM95	440 （地塞米松）	2 400/8 000	6/6	20 000	100	25 200	1 400	11

参考文献

［1］BARRINGTON SF, MIKHAEEL NG, KOSTAKOGLU L, et al. Role of imaging in the staging and response assessment of lymphoma: Consensus of the international conference on malignant lymphomas imaging working group. J Clin Oncol, 2014, 27: 3048-3058.

［2］PATTE C, PHILIP T, RODARY C, et al. Improved survival rate in children with stage Ⅲ and ⅣB cell NHL and leukaemia using multi-agent chemotherapy: Results of a study of 114 children from the French Paediatric Oncology

Society. J Clin Oncol, 1986, 4: 1219.

[3] REITER A, SCHRAPPE M, PARWARESCH R, et al. Non-Hodgkin's lymphomas of childhood and adolescence: Results of a treatment stratified for biological subtypes and stage-A report of the BFM group. J Clin Oncol, 1995, 13: 359.

[4] BURKHARDT B, OSCHLIES I, KLAPPER W, et al. Non-Hodgkin's lymphoma in adolescents: Experiences in 378 adolescent NHL patients treated according to pediatric NHL-BFM protocols. Leukemia, 2011, 25 (1): 153-160.

[5] CAIRO M, AUPERIN A, PERKINS SL, et al. Overall survival of children and adolescents with mature B cell non-Hodgkin lymphoma who had refractory or relapsed disease during or after treatment with FAB/LMB 96: A report from the FAB/LMB 96 study group. Br J Haematol, 2018, 182 (6): 859-869.

[6] MINARD-COLIN V, AUPÉRIN A, PILLON M, et al. Rituximab for high-risk, mature B-cell non-Hodgkin's lymphoma in Children. N Engl J Med, 2020, 382 (23): 2207-2219.

[7] WOESSMANN W, ZIMMERMANN M, MEINHARDT A, et al. Progressive or relapsed Burkitt lymphoma or leukemia in children and adolescents after BFM-type first-line therapy. Blood, 2020, 135 (14): 1124-1132.

[8] HARKER-MURRAY PD, POMMERT L, BARTH MJ. Novel therapies potentially available for pediatric B-cell non-Hodgkin lymphoma. J Natl Compr Canc Netw, 2020, 18 (8): 1125-1134.

伯基特淋巴瘤

4 间变性大细胞淋巴瘤

4.1 治疗前评估

	Ⅰ级推荐	Ⅱ级推荐	Ⅲ级推荐
常规检查	1. 完整的病史采集 2. 体格检查：一般情况（包括身高、体重、生命体征和体表面积），全身皮肤、浅表淋巴结、肝、脾和腹部肿块 3. B 症状 4. 体能状态评估：根据 WHO Lansky 体能评分（1~16 岁）和 Karnowski 评分（17 岁以上）（附录 1）		
实验室检查	1. 全血细胞计数、尿常规、便常规 2. 血生化全项（包括尿酸、LDH 和电解质） 3. 肝炎全套、梅毒及 HIV	外周血或骨髓 NPM-ALK 定量 PCR 检测	
影像学检查	1. 增强 CT 或 MRI（包括原发病灶、颈、胸、腹和盆腔） 2. 胸部 X 线片（正、侧位） 3. 心脏超声或心电图 4. 骨扫描（仅针对原发灶在骨骼的骨患者）	PET	

间变性大细胞淋巴瘤

	Ⅰ级推荐	Ⅱ级推荐	Ⅲ级推荐
骨髓检查	双侧骨髓穿刺/活检		
脑脊液检查	1. 常规 2. 找肿瘤细胞		
分期	国际儿童非霍奇金淋巴瘤分期系统		

【注释】

儿童和青少年间变性大细胞淋巴瘤（ALCL）结外受累常见，多伴有全身症状，可以嗜血细胞综合征（HLH）起病；由于临床表现时起时伏，易诊断延迟；CNS和骨髓受累并不常见；一部分病例可以表现为外周血白血病细胞受累，此类患者常表现为严重的呼吸衰竭；PET在儿童NHL诊断和评估的价值并未完全被证实。ALCL99多中心研究（回顾性）及COG ANHL2P1（前瞻性）结果均显示，诊断时外周血或骨髓NPM-ALK阳性者（定量PCR），预后明显差于阴性者。

间变性大细胞淋巴瘤

4.2 病理诊断

	Ⅰ级推荐	Ⅱ级推荐	Ⅲ级推荐
获取组织的方式	可疑病灶切取或切除活检（不影响功能）	空芯针穿刺	
IHC	CD20，PAX5，CD3，CD2，CD5，CD4，CD8，CD43，CD45RO，CD30，ALK，EMA，细胞毒分子，EBER		
流式细胞			
遗传学和基因检测		克隆性 *TCR* 基因重排；t（2；5）（p23；q35）；FISH 检测 *ALK* 基因重排	

【注释】

儿童 ALCL 占儿童 NHL10%~15%，90% 以上病例具有累及 *ALK* 基因的染色体易位。其中，t（2；5）（p23；q35）占 85%，致形成 NPM/ALK 融合蛋白；其余 15% 病例为累及 *ALK* 的其他异位。罕见病例可涉及 *DUSP22.P63* 等其他基因重排。

4.3　分期

参照国际儿童非霍奇金淋巴瘤分期系统，见附录 2。

间变性大细胞淋巴瘤

4.4　治疗

分层	Ⅰ级推荐	Ⅱ级推荐	Ⅲ级推荐
低危 完全切除的 Ⅰ 或 Ⅱ 期	NHL-BFM-90 K1 arm（1A 类） FRE-IGR-ALCL99（1A 类）		
高危 没有完全切除的 Ⅰ 或 Ⅱ 期 Ⅲ 或 Ⅳ 期	NHL-BFM-90 K2 或 K3 arm（1A 类） FRE-IGR-ALCL99 MTX3 arm（1A 类）	FRE-IGR-ALCL99 MTX3 arm-VBL（2A 类）	
疾病治疗失败（进展 / 复发） 病灶增大 > 25% 或出现新 病灶	长春碱 ICE CC 克唑替尼 阿雷替尼 维布妥昔单抗 异基因造血干细胞移植（2A 类）		长春瑞滨 （3 类） 帕博利珠 单抗 （3 类） 纳武利尤 单抗 （3 类）

【注释】

儿童和青少年 ALCL 高危患者的无病生存率（DFS）为 60%~75%。目前尚无数据证实一线治疗中某个方案优于另一种治疗方案；NHL-BFM-90 被认为是 FRE-IGR-ALCL99 的前身；FRE-IGR-ALCL99 随机研究中证实，长春碱（VBL）不能最终提高 EFS，但可以推迟复发时间；COG-ANHL0131 随机研究证实，APO 方案基础上增加 VBL，只能增加不良反应发生率，不能提高生存率；FRE-IGR-ALCL99 随机研究中证实，MTX3-arm 的疗效与 MTX1-arm 相同，但不良反应较小；对于儿童和青少年 ALCL，残留病灶（<原发病灶 25%~30%）不是疾病治疗失败的表现；一线治疗失败后，进展/复发儿童和青少年 ALCL 的总体生存率为 40%~60%；目前并无标准二线治疗方案。总体治疗原则，高危复发患儿（复发时间<停药后 1 年，CD3 阳性或既往使用过 VBL）通过各种治疗手段使疾病缓解后进行异基因造血干细胞移植，各种手段包括强化疗、阿雷替尼、克唑替尼和维布妥昔单抗等，可以单独使用，也可以联合使用；低危复发患儿（复发时间 > 停药后 1 年，CD3 阴性且既往未曾使用过 VBL）长春碱单药治疗 24 个月（5 年无事件生存率可达 81%）；病例报道中，长春瑞滨单药可使复发病儿获得缓解；抗 PD-1 单抗可使多次复发者持续缓解。

常用化疗方案

儿童和青少年 ALCL 低危组 FRE-IGR-ALCL99 方案（即 NHL-BFM-90 K1 arm 方案）

方案 / 药物	剂量	用药时间	备注
P（5d）			
地塞米松	5mg/（m² · 剂），q.d.	d1、d2	
	5mg/（m² · 剂），b.i.d.	d3~5	
环磷酰胺	200mg/m²，1h	d1、d2	
Course A（21d）			
地塞米松	5mg/（m² · 剂），b.i.d.	d1~5	
甲氨蝶呤	0.5g/m²，24h	d1	1. MTX 后，CF12mg/（m² · 剂），48h，54h；如 MTX 排泄延迟，持续解救到 MTX 浓度<0.3μmol/L（本院机器最低值）
	（总量的 10% 在 0.5h 内滴入，剩余 90% 的剂量在 23.5h 内滴入）		
	［要求：		2. 测 MTX 浓度，24h，48h 或每间隔 24h，直到<本院机器最低值 MTX 前；
	CCr > 60ml/（min · 1.73m²）；		
	ALT < 3UNL］		
异环磷酰胺	800mg/m²，1h	d1~5	Mesna160/（m² · dose），0h，4h，8h

儿童和青少年 ALCL 低危组 FRE-IGR-ALCL99 方案（即 NHL-BFM-90 K1 arm 方案）（续）

方案 / 药物	剂量	用药时间	备注
阿糖胞苷	150mg/（m² · 剂），q.12h. × 2 剂	d4、d5	
依托泊苷	100mg/m²，2h	d4、d5	
鞘内注射		d1	1. MTX 开始滴注后 2h 2. 三联，剂量根据年龄

CourseB（21d）

地塞米松	5mg/（m² · 剂），b.i.d.	d1~5	
甲氨蝶呤	0.5g/m²，24h	d1	CF 同 Course A 用法
环磷酰胺	200mg/m²，1h	d1~5	MTX 前
多柔比星 （阿霉素）	25mg/m²，1h	d4、d5	
鞘内注射		d1	同 Course A

注：q.d.，每日一次；b.i.d.，每日 2 次；q.12h.，每 12h 一次。

间变性大细胞淋巴瘤

【注释】

a P 方案后，d6 开始 A 方案；以后各疗程，在 d22 开始；共 3 个疗程（A/B/A）；每一疗程开始条件：ANC > 0.5×10^9/L，PLT > 50×10^9/L 和 ALT < 3ULN。

b 此方案如进行 6 个疗程（A/B/A/B/A/B），即 NHL-BFM-90 K2 arm 方案，也可用于儿童和青少年 ALCL 高危组。

儿童和青少年 ALCL 高危组 FRE-IGR-ALCL99 MTX3 arm 方案

方案 / 药物	剂量	给药时间	备注
P（5d）			
地塞米松	5mg/（m² · 剂），q.d.	d1、d2	
	5mg/（m² · 剂），b.i.d.	d3~5	
环磷酰胺	200mg/m²，1h	d1、d2	
鞘内注射		d1	三联，剂量根据年龄
Course A（21d）			
地塞米松	5mg/（m² · 剂），b.i.d.	d1~5	

儿童和青少年 ALCL 高危组 FRE-IGR-ALCL99 MTX3 arm 方案（续）

方案 / 药物	剂量	给药时间	备注
甲氨蝶呤	$3g/m^2$, 3h ［要求： $CCr > 60ml/ (min \cdot 1.73m^2)$; $ALT < 3UNL$］	d1	1. CF 15mg/（$m^2 \cdot$ 剂），MTX 开始滴注后 24h 起，q.6h.，持续解救到 MTX 浓度 < 0.3μmol/L（本院机器最低值）; 2. 测 MTX 浓度，24h、48h 或每间隔 24h，直到 < 本院机器最低值
异环磷酰胺	$800mg/m^2$, 1h	d1~5	MTX 前; Mesna 160mg/（$m^2 \cdot$ 剂），0h，4h，8h
阿糖胞苷	150mg/（$m^2 \cdot$ 剂），×2 剂	d4、d5	
依托泊苷	$100mg/m^2$, 2h	d4、d5	
Course B（21d）			
地塞米松	5mg/（$m^2 \cdot$ 剂），b.i.d.	d1~5	
甲氨蝶呤	$3g/m^2$, 3h	d1	CF 同 Course A 用法
环磷酰胺	$200mg/m^2$, 1h	d1~5	MTX 前
多柔比星 （阿霉素）	$25mg/m^2$, 1h	d4、d5	

【注释】

a P 方案后，第 6 天开始 A 方案；以后各疗程，在第 22 天开始；共 6 个疗程（A/B/A/B/A/B）；每一疗程开始条件：ANC > 0.5×10^9/L，PLT > 50×10^9/L 和 ALT < 3ULN。

b 第一个 Course B 起，每疗程第 1 天加入 VBL 6mg/（m^2·剂）（最大剂量 10mg）（A/BV/AV/BV/AV/BV），且全部 6 个疗程结束后第 3 周起，每周 1 剂 VBL 6mg/（m^2·剂）（最大剂量 10mg），总疗程 1 年，即为 FRE-IGR-ALCL99 MTX3 arm-VBL 方案。

儿童和青少年 ALCL 高危组 NHL-BFM-90 K3 arm 方案

方案/药物	剂量	给药时间	备注
P（5d）			
地塞米松	5mg/（m^2·剂），q.d.	d1、d2	
	5mg/（m^2·剂），b.i.d.	d3~5	
环磷酰胺	200mg/m^2，1h	d1、d2	
Course AA（21d）			
地塞米松	5mg/（m^2·剂），b.i.d.	d1~5	

儿童和青少年 ALCL 高危组 NHL-BFM-90 K3 arm 方案（续）

方案 / 药物	剂量	给药时间	备注
甲氨蝶呤	5g/m², 24h （总量的 10% 在 0.5h 内滴入，剩余 90% 的剂量在 23.5h 内滴入） [要求：CCr > 60ml/（min·1.73m²）；ALT < 3UNL]	d1	1. MTX 后，CF 30mg/（m²·剂），42h，然后 CF 15mg/（m²·剂），48h，54h；如 MTX 排泄延迟，持续解救到 MTX 浓度 < 0.3μmol/L（本院机器最低值） 2. 测 MTX 浓度，24h、48h 或每间隔 24h，直到 < 本院机器最低值
异环磷酰胺	800mg/m², 1h	d1~5	MTX 前； Mesna 160mg/（m²·剂），0h，4h，8h
长春新碱	1.5mg/m²	d1	最大剂量 2mg
阿糖胞苷	150mg/（m²·剂），q.12h.×2 剂	d4、d5	
依托泊苷	100mg/m², 2h	d4、d5	
鞘内注射		d1	1. MTX 开始滴注后 2h 2. 三联，剂量根据年龄

方案 / 药物	剂量	给药时间	备注
Course BB（21d）			
地塞米松	5mg/（m^2·剂），b.i.d.	d1~5	
甲氨蝶呤	5g/m^2，24h	d1	CF 同 Course AA 用法
环磷酰胺	200mg/m^2，1h	d1~5	MTX 前
长春新碱	1.5mg/m^2	d1	最大剂量 2mg
多柔比星（阿霉素）	25mg/m^2，1h	d4、d5	
鞘内注射		d1	同 Course AA
Course CC（21d）			
地塞米松	10mg/（m^2·剂），b.i.d.	d1~5	
长春地辛	3mg/m^2	d1	最大剂量 5mg
阿糖胞苷	2g/（m^2·剂），3h，q.12h.×2 剂	d1、d2	
依托泊苷	150mg/m^2，2h	d3~5	
鞘内注射		d1	三联，剂量根据年龄

间变性大细胞淋巴瘤

【注释】

P 方案后，第 6 天开始 A 方案；以后各疗程，在第 22 天开始；共 6 个疗程（AA/BB/CC/A/A/BB/CC）；每一疗程开始条件：ANC > 0.5×10^9/L，PLT > 50×10^9/L 和 ALT < 3ULN。

附录 1　体能评分

Karnowski 评分（≥ 17 岁）		Lansky（1~16 岁）	
100	正常，无不适主诉，无疾病表现	100	完全正常
90	可以正常活动，微小的疾病症状和体征	90	体力活动轻微受限
80	需要"用力"才能维持正常活动，一些疾病症状和体征	80	正常，但很容易疲劳
70	只能照顾自己，不能进行正常活动或工作	70	体力活动进一步受限，越来越不愿意活动
60	大部分时间可以自己照顾自己，偶尔需要帮助	60	很少主动活动，喜欢较为"安静"的活动
50	需要大量帮助，并需要医学照护	50	大多数时间躺着，可以有安静的主动活动
40	无法自己照顾自己；需要特别照护	40	完全卧床
30	毫无照顾自己的能力，需要住院；但不会马上死亡	30	卧床，很安静的活动也需要帮助
20	非常虚弱，需要住院；不会马上死亡	20	经常睡着，有限的被动活动
10	病情进展快，已经无法挽回，即将死亡	10	没有任何活动

间变性大细胞淋巴瘤

附录 2　国际儿童非霍奇金淋巴瘤分期系统

I 期	单个肿块（可以是淋巴结 / 结外肿块 / 骨质 / 皮肤），除外纵隔和腹部起源
II 期	1 个淋巴结外肿块，伴有区域淋巴结浸润
	横膈同一侧的病变，≥ 2 个淋巴结区域
	可完全切除的原发于胃肠道肿块（通常在回盲部），伴或不伴相关肠系膜淋巴结累及（如有腹水或肿块延伸至相邻脏器，为 III 期）
III 期	横膈两侧有病变
	所有原发于胸腔的病变（纵隔、肺门、肺、胸膜或胸腺）
	所有广泛的未完全切除的腹腔病变
	所有脊柱旁或硬膜外肿瘤
	≥ 2 个结外肿块（包括 ≥ 2 个骨质受累，包括 ≥ 2 个皮肤受累）
	单个骨病变同时伴结外和 / 或非区域淋巴结受累
IV 期	有中枢神经系统受累或骨髓浸润或同时受累

间变性大细胞淋巴瘤

【注释】

a 影像学诊断基于增强 MRI/CT；骨髓或脑脊液受累诊断基于传统形态学。

b 国际儿童非霍奇金淋巴瘤分期系统是 St.Jude 儿童和青少年 NHL 分期系统的修订版。原版 St.Jude 儿童和青少年 NHL 分期系统于 1980 年被提出，当时 X 线检查是唯一的影像学诊断方法，且 ALCL 还不是一种独立的病理类型。

参考文献

[1] ROSOLEN A, PERKINS SL, PINKERTON CR, et al. Revised international pediatric non-Hodgkin lymphoma staging system. J Clin Oncol, 2015, 33 (18): 2112-2118.

[2] CARRARO E, MUSSOLIN L, ONOFRILLO D, et al. The revised International Paediatric Non-Hodgkin Lymphoma Staging System (IPNHLSS): A test of applicability. Br J Haematol, 2019, 186 (6): e201-e203.

[3] SANDLUND JT, GUILLERMAN RP, PERKINS SL, et al. International pediatric non-Hodgkin lymphoma response criteria. J Clin Oncol, 2015, 33 (18): 2106-2111.

[4] SEIDEMANN K, TIEMANN M, SCHRAPPE M, et al. Short-pulse B-non-Hodgkin lymphoma-type chemotherapy is efficacious treatment for pediatric anaplastic large cell lymphoma: A report of the Berlin-Frankfurt-Münster Group Trial NHL-BFM 90. Blood, 2001, 97 (12): 3699-3706.

[5] ATTARBASCHI A, MANN G, ROSOLEN A, et al. Limited stage I disease is not necessarily indicative of an excellent prognosis in childhood anaplastic large cell lymphoma. Blood, 2011, 117 (21): 5616-5619.

[6] WROBEL G, MAUGUEN A, ROSOLEN A, et al. Safety assessment of intensive induction therapy in childhood ana-

plastic large cell lymphoma: Report of the ALCL99 randomised trial. Pediatr Blood Cancer, 2011, 56 (7): 1071-1077.

[7] BRUGIÈRES L, LE DELEY MC, ROSOLEN A, et al. Impact of the methotrexate administration dose on the need for intrathecal treatment in children and adolescents with anaplastic large-cell lymphoma: Results of a randomized trial of the EICNHL Group. J Clin Oncol, 2009, 27 (6): 897-903.

[8] LE DELEY MC, ROSOLEN A, WILLIAMS DM, et al. Vinblastine in children and adolescents with high-risk anaplastic large-cell lymphoma: Results of the randomized ALCL99-vinblastine trial. J Clin Oncol, 2010, 28 (25): 3987-3993.

[9] ALEXANDER S, KRAVEKA JM, WEITZMAN S, et al. Advanced stage anaplastic large cell lymphoma in children and adolescents: Results of ANHL0131, a randomized phase III trial of APO versus a modified regimen with vinblastine: A report from the children's oncology group. Pediatr Blood Cancer, 2014, 61 (12): 2236-2242.

[10] ATTARBASCHI A, DWORZAK M, STEINER M, et al. Outcome of children with primary resistant or relapsed non-Hodgkin lymphoma and mature B-cell leukemia after intensive first-line treatment: A population-based analysis of the Austrian Cooperative Study Group. Pediatr Blood Cancer, 2015, 44: 70-76.

[11] MORI T, TAKIMOTO T, KATANO N, et al. Recurrent childhood anaplastic large cell lymphoma: A retrospective analysis of registered cases in Japan. Br J Haematol, 2006, 132 (5): 594-597.

[12] WOESSMANN W, ZIMMERMANN M, LENHARD M, et al. Relapsed or refractory anaplastic large-cell lymphoma in children and adolescents after Berlin-Frankfurt-Muenster (BFM)-type first-line therapy: A BFM-group study. J Clin Oncol, 2011, 29 (22): 3065-3071.

[13] BRUGIÈRES L, PACQUEMENT H, LE DELEY MC, et al. Single-drug vinblastine as salvage treatment for refractory or relapsed anaplastic large-cell lymphoma: A report from the French Society of Pediatric Oncology. J Clin Oncol, 2009, 27 (30): 5056-5061.

[14] PRO B, ADVANI R, BRICE P, et al. Brentuximab vedotin (SGN-35) in patients with relapsed or refractory systemic anaplastic large-cell lymphoma: Results of a phase II study. J Clin Oncol, 2012, 30 (18): 2190-2196.

间变性大细胞淋巴瘤

[15] LOCATELLI F, MAUZ-KOERHOLZ C, NEVILLE K, et al. Brentuximab vedotin for paediatric relapsed or refractory Hodgkin's lymphoma and anaplastic large-cell lymphoma: A multicentre, open-label, phase 1/2 study. Lancet Haematol, 2018, 5 (10): e450-e461.

[16] MOSSÉ YP, LIM MS, VOSS SD, et al. Safety and activity of crizotinib for paediatric patients with refractory solid tumours or anaplastic large-cell lymphoma: A Children's Oncology Group phase 1 consortium study. Lancet Oncol, 2013, 14 (6): 472-480.

[17] MOSSÉ YP, VOSS SD, LIM MS, et al. Targeting ALK with crizotinib in pediatric anaplastic large cell lymphoma and inflammatory myofibroblastic tumor: A Children's Oncology Group study. J Clin Oncol, 2017, 35 (28): 3215-3221.

[18] GROSS TG, HALE GA, HE W, et al. Hematopoietic stem cell transplantation for refractory or recurrent non-Hodgkin lymphoma in children and adolescents. Biol Blood Marrow Transplant, 2010, 16 (2): 223-230.

[19] STRULLU M, THOMAS C, LE DELEY MC, et al. Hematopoietic stem cell transplantation in relapsed ALK+ anaplastic large cell lymphoma in children and adolescents: A study on behalf of the SFCE and SFGM-TC. Bone Marrow Transplant, 2015, 50 (6): 795-801.

[20] WOESSMANN W, PETERS C, LENHARD M, et al. Allogeneic haematopoietic stem cell transplantation in relapsed or refractory anaplastic large cell lymphoma of children and adolescents: A Berlin-Frankfurt-Münster group report. Br J Haematol, 2006, 133 (2): 176-182.

[21] FUKANO R, MORI T, KOBAYASHI R, et al. Haematopoietic stem cell transplantation for relapsed or refractory anaplastic large cell lymphoma: A study of children and adolescents in Japan. Br J Haematol, 2015, 168 (4): 557-563.

[22] KNÖRR F, BRUGIÈRES L, PILLON M, et al. Stem cell transplantation and vinblastine monotherapy for relapsed pediatric anaplastic large cell lymphoma: Results of the International, Prospective ALCL-Relapse Trial. J Clin Oncol, 2020, 38 (34): 3999-4009.

间变性大细胞淋巴瘤

[23] YUAN Q, HE Q, MI Q, et al. Single-drug vinorelbine as a salvage re-induction regimen for 4 consecutive pediatric patients with relapsed anaplastic large-cell lymphoma in a single children's institution. Ann Hematol, 2021, 100 (4): 1093-1095.

[24] FUKANO R, MORI T, SEKIMIZU M, et al. Alectinib for relapsed or refractory anaplastic lymphoma kinase-positive anaplastic large cell lymphoma: An open-label phase II trial. Cancer Sci, 2020, 111 (12): 4540-4547.

[25] LOWE EJ, REILLY AF, LIM MS, et al. Brentuximab vedotin in combination with chemotherapy for pediatric patients with ALK+ ALCL: Results of COG trial ANHL12P1. Blood, 2021, 137 (26): 3595-3603.

[26] HEBART H, LANG P, WOESSMANN W. Nivolumab for refractory anaplastic large cell lymphoma: A case report. Ann Intern Med, 2016, 165 (8): 607-608.

[27] RIGAUD C, ABBOU S, MINARD-COLIN V, et al. Efficacy of nivolumab in a patient with systemic refractory ALK+ anaplastic large cell lymphoma. Pediatr Blood Cancer, 2018, 65 (4): 100.

间变性大细胞淋巴瘤

5 儿童和青少年淋巴瘤常见肿瘤急诊处理

5.1 肿瘤溶解综合征

肿瘤溶解综合征（tumor lysis syndrome，TLS）分为实验室 TLS（LTLS）和临床 TLS（CTLS）。儿童和青少年伯基特白血病 / 淋巴瘤（B-AL/BL）、淋巴母细胞淋巴瘤和弥漫大 B 细胞淋巴瘤属于发生 TLS 的中高危人群。预防或治疗 TLS 的临床措施包括水化、利尿、减少尿酸形成或增加尿酸排泄以及密切监护并维持电解质出入量平衡。

值得注意的是，即使正规处理，仍有部分患者会发生严重急性肾损伤需要肾脏替代疗法，如传统血液透析或持续静脉血液透析滤过。TLS需要肾脏替代治疗的指征与其他原因导致的急性肾损伤相同，但由于拉布立海的使用，高尿酸血症触发肾脏替代治疗风险很低，高钾血症（尤其是少尿患者）较其他患者突出。

LTLS 和 CTLS 诊断标准

代谢异常	LTLS 诊断标准	CTLS 诊断标准
高尿酸血症	尿酸 > 476μmol/L 或同年龄儿童正常值高限；或较基础值上升 > 25%	
高磷酸血症	磷酸 > 2.1mmol/L（儿童）或 1.45mmol/L（成人）；或较基础值上升 > 25%	
高钾血症	钾 > 6mmol/L；或较基础值上升 > 25%	可能或肯定由高钾血症引起心律失常或猝死
低钙血症	钙 < 1.75mmol/L，离子钙 < 0.3mmol/L；或较基础值下降 > 25%	可能或肯定由低钙血症引起：心律失常、猝死、抽搐、神经肌肉易激惹（手足搐搦、感觉异常、肌肉抽搐、缺钙束臂征阳性、面神经征阳性、腕足痉挛、喉痉挛或支气管痉挛）、低血压或心力衰竭
急性肾损伤 &		血清肌酐上升 26.5μmol/L（或>各年龄段/性别正常值上限 1.5 倍*）；少尿 [6h 尿量<0.5ml/（kg·h）]

注：LTLS. 实验室肿瘤溶解综合征；CTLS.临床肿瘤溶解综合征。

#. LTLS 需要同一 24 小时内 2 项或以上代谢异常（肿瘤治疗前 3d 至治疗后 7d）；CTLS 在 LTLS 基础上，出现肌酐升高、抽搐、心律失常或死亡中任一项。

*. 如果治疗医院无年龄/性别正常值上限标准，建议参照如下标准：1~12 岁，61.6μmol/L（男/女相同）；12~16 岁，88μmol/L（男/女相同）；16 岁，女 105.6μmol/L，男 114.4μmol/L。

&.急性肾损伤一旦出现，即可诊断 CTLS。

儿童和青少年非霍奇金淋巴瘤肿瘤溶解综合征危险度分组

高风险 （发生率 > 5%）	中风险 （发生率 1%~5%）	低风险 （发生率 < 1%）
所有 B-AL BL Ⅲ/Ⅳ期 BL Ⅰ/Ⅱ期 +LDH ≥ 2UNL	BL Ⅰ/Ⅱ期 +LDH < 2UNL	其他类型
淋巴母细胞淋巴瘤Ⅲ/Ⅳ期 淋巴母细胞淋巴瘤 Ⅰ/Ⅱ 期 + LDH ≥ 2UNL	淋巴母细胞瘤 Ⅰ/Ⅱ期 +LDH < 2UNL	
	间变大细胞淋巴瘤Ⅲ/Ⅳ期 +LDH ≥ 2UNL	
DLBCL Ⅲ/Ⅳ期 +LDH ≥ 2UNL	DLBCL Ⅲ/Ⅳ期 +LDH < 2UNL	

注：B-AL. 伯基特白血病；BL. 伯基特淋巴瘤；DLBCL. 弥漫大 B 细胞淋巴瘤；LDH. 乳酸脱氢酶；UNL. 正常值高限。

预防或治疗儿童和青少年肿瘤溶解综合征的临床措施

一般措施	①避免或减少使用损害肾功能药物，如造影剂或影响损害肾功能的抗生素；②限制钾和磷酸盐摄入
监测	高危患者：①每 4~6h 总结出入液量；②每 4~6h 检测电解质、尿酸和肌酐；③持续心电监护 中危患者：①每 8h 总结出入液量；②每 8h 检测电解质、尿酸和肌酐；③持续心电监护
水化	①化疗前 6~12h 开始；②通常不含钙、磷和钾；③高危患者：3 000ml/（m^2·24h）[125ml/（m^2·h）]，5% 葡萄糖 1/4 张（低 NaCl 含量可以降低尿酸过饱和风险）
利尿	①呋塞米每次 0.5mg/kg（首选）；②甘露醇 0.5g/kg，15min 慢推；③合适水化后，仍有少尿 [尿量<2ml/（kg·h）] 者，低血容量者，不需要
降低尿酸	①高危患者：首选拉布立海，推荐剂量 0.20mg/kg，静脉 30min，每日 1 次，最多 5d；使用拉布立海患者无须使用别嘌醇；②低危患者：可选用别嘌醇，300mg/（m^2·d），每日 1 次，口服
高钾血症	①聚苯乙烯磺酸钠口服（也有利于预防 TLS 和急性肾损伤）；②胰岛素 0.1U/kg+25% 葡萄糖 2ml/kg（暂时性措施）；③血液透析前，可使用葡萄糖酸钙降低心律失常风险（剂量见下）
低钙血症	①限制磷酸盐摄入（预防低钙血症）；②无症状者，无须干预；③有临床症状者，10% 葡萄糖酸钙 1~2mg/kg，以缓解症状（无须使血钙达到正常值）
碱化尿液	①通常不需要；②如果使用拉布立海均不需要（无论尿 pH）；③如果未使用拉布立海，仅在尿 pH < 7 时，可能需要

5.2 上腔静脉压迫综合征 / 上纵隔压迫综合征

疾病诊断之初，儿童非霍奇金淋巴瘤（尤其是前体 T 淋巴母细胞淋巴瘤）、T 细胞急性淋巴细胞白血病和霍奇金病最易出现上腔静脉压迫综合征（superior vena cava syndrome，SVCS）和 / 或上纵隔压迫综合征（superior mediastinal syndrome，SMS）。

急诊处理的目标包括正确诊断和经验性治疗两部分。整个处理流程的关键包括：麻醉风险评估和管理、"最小侵袭性操作"原则，以及必要的经验性治疗后落实肿块活检与预防及处理可能出现的肿瘤溶解综合征。

表现为 SVCS/SMS 且具有纵隔占位淋巴瘤患儿的麻醉风险分级

	低风险	中风险	高风险
体征	放射学检查无气道压迫无心脏、血管压迫	轻度气管压迫，小于 70% 无支气管压迫	气管压迫 > 70%气管横截面 < 70%，伴支气管压迫、大血管压迫超声心动图显示有生理学改变的心脏压塞
症状	无症状	适应性体位	端坐呼吸喘鸣或发绀

表现为 SVCS/SMS 且具有纵隔占位淋巴瘤患儿的麻醉管理

流程要素	注释
1. 保持适应性体位	最有利于自身呼吸和循环生理的患儿自主选择体位
2. 选择下肢静脉通路	
3. 以保留自主呼吸为基本策略的麻醉方式	• 尽可能使用局部麻醉或浅镇静下局部麻醉 • 中高风险患儿需接受经验性治疗后才能进入麻醉手术环节 • 当必须在全身麻醉下获取组织样本时，推荐不使用肌松剂
4. 麻醉全程监护	• 脉搏氧饱和度、心电图、血压等基本监测 • 呼气末二氧化碳分压检测 • 中高风险患儿尽可能建立持续有创动脉压监测
5. 急救设备和团队随时就位（一旦发生严重的呼吸道压迫）	• 放置适应性体位 • 放置硬式气管镜 • 快速建立体外膜肺氧合（ECMO）（应在麻醉诱导之前做好准备） • 快速正中切口手术干预

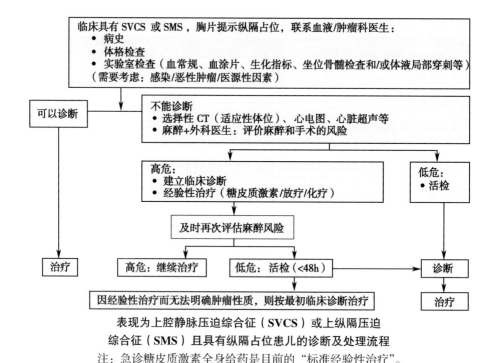

表现为上腔静脉压迫综合征（SVCS）或上纵隔压迫
综合征（SMS）且具有纵隔占位患儿的诊断及处理流程

注：急诊糖皮质激素全身给药是目前的"标准经验性治疗"。

参考文献

[1] PIZZO P, POPLACK D. Principles and practice of pediatric oncology. 6th edition. Philadelphia: Lippincott, Williams & Wilkins, 2011.

[2] HENRY M, SUNG L. Supportive care in pediatric oncology: Oncologic emergencies and management of fever and neutropenia. Pediatr Clin North Am, 2015, 62: 27-46.

[3] BLANK RS, DE SOUZA DG. Anesthetic management of patients with an anterior mediastinal mass: Continuing professional development. Can J Anaesth, 2011, 58: 853-859.

[4] PEARSON JK, TAN GM. Pediatric anterior mediastinal mass: A review article. Semin Cardiothorac Vasc Anesth, 2015, 19: 248-254.

[5] LI WW, VAN BOVEN WJ, ANNEMA JT, et al. Management of large mediastinal masses: Surgical and anesthesiological considerations. J Thorac Dis, 2016, 8: E175-E184.

[6] WICKISER JE, THOMPSON M, LEAVEY PJ, et al. Extracorporeal membrane oxygenation (ECMO) initiation without intubation in two children with mediastinal malignancy. Pediatr Blood Cancer, 2007, 49: 751-754.

[7] HUANG YL, YANG MC, HUANG CH, et al. Rescue of cardiopulmonary collapse in anterior mediastinal tumor: case presentation and review of literature. Pediatr Emerg Care, 2010, 26: 296-298.

[8] THEODORE PR. Emergent management of malignancy-related acute airway obstruction. Emerg Med Clin North Am, 2009, 27: 231-241.

儿童和青少年淋巴瘤常见肿瘤急诊处理

[9] HUANG YL, YANG MC, HUANG CH, et al. Rescue of cardiopulmonary collapse in anterior mediastinal tumor: Case presentation and review of literature. Pediatr Emerg Care, 2010, 26 (4): 296-298.

[10] THEODORE PR. Emergent management of malignancy-related acute airway obstruction. Emerg Med Clin North Am, 2009, 27 (2): 231-241.

儿童和青少年淋巴瘤常见肿瘤急诊处理

6 儿童和青少年大剂量甲氨蝶呤临床应用

6.1 大剂量甲氨蝶呤治疗前准备

病史	1. 没有做过头颅放疗
	2. 无 MTX 过敏
体格检查	1. 一般状况良好：Karnofsky（KPS）功能状态评分 > 60%
	2. 无严重感染
	3. 无浆膜腔积液
	4. 无尿路和肠道梗阻
	5. 皮肤、黏膜完整
影像学检查	心脏彩超：EF ≥ 50%
实验室检查	1. 血常规：细胞呈上升趋势，WBC > 1.5×10^9/L 且 ANC > 0.5×10^9/L 且 PLT > 50×10^9/L 且 Hb > 70g/L
	2. 肝功能：ALT 及 AST < 5 × ULN 且 TBIL < 2 × ULN 且 DBIL < 2 × ULN
	3. 肾功能：血清肌酐（Scr）、内生肌酐清除率（Ccr）及预估肾小球滤过率（eGFR）在同年龄正常范围，有条件的单位尽可能做内生肌酐清除率或者肾图

（1）不同年龄的 Scr（μmol/L）：< 2 岁，35~40；2~8 岁，40~60；8~18 岁，50~80。Scr 的单位换算：

大剂量甲氨蝶呤治疗前准备（续）

实验室
检查

$1mg/dl=88.4mmol/L$

（2）校正 Ccr（ml/min）= $\dfrac{Ccr \times 1.73m^2}{\text{实际体表面积（m}^2\text{）}}$

（3）Ccr（ml/min）= $\dfrac{Ucr（\mu mol/L）\times 24h\text{ 尿量（ml）}}{Ccr（\mu mol/L）\times 24 \times 60min}$

（4）eGFR= $\dfrac{K \times \text{身长（cm）} \times 88.4}{Scr（\mu mol/L）}$（$K$ 为常数，女孩 =0.55，男孩 =0.7）

4. 尿 pH > 7.0

5. 有条件可行 MTX 代谢关键酶相关基因多态性检测

（1）亚甲基四氢叶酸还原酶（MTHFR）：A1298C/C677T/ATICC347G

（2）还原性叶酸载体（RFC，SLC19A1）：G80A

（3）ATP 结合盒亚家族 C2（ABCC2）：–24C>T 有机阴离子转运多肽 1B1（OATP1B1 或 SLCO1B1）：521T>C

合并
用药

1. 大剂量甲氨蝶呤（high dose methotrexate，HDMTX）前 24h 停用不必要用药

（1）阿昔洛韦（无环鸟苷）：增加神经学毒性，密切观察

（2）降低磷苯妥英、苯妥英的浓度，密切监测药物浓度

大剂量甲氨蝶呤治疗前准备（续）

合并 用药	（3）奥美拉唑、泮托拉唑等质子泵抑制剂通过抑制 BCRP 介导的 MTX 转运，导致 MTX 排泄延迟，尽量避免合用
	（4）非甾体抗炎药（双氯芬酸、布洛芬、氟比洛芬和萘普生）抑制 MTX 尿排泄，尽量避免合用
	（5）青霉素和磺胺类可增加 MTX 浓度，观察 MTX 毒性
	（6）MTX 可增加茶碱浓度，密切监测茶碱浓度
	（7）日光照射可引起光过敏反应，要求患者避免过度日光照射
	（8）糖皮质激素可升高 MTX 血药浓度和毒性
	（9）TKI 会导致 MTX 排泄延迟，避免合用
	2. 联合用药的前后顺序及时间间隔
	（1）给药前 24h 或后 10min 使用阿糖胞苷，可增强本药的抗癌活性
	（2）用门冬酰胺酶 10d 后用 MTX 或用 MTX 后 24h 用门冬酰胺酶，可增效且减少胃肠道和骨髓的不良反应
	（3）氢化可的松、博来霉素、长春碱类化疗药物等可能降低细胞对 MTX 的摄取率，合用时要间隔 24h
	（4）唐氏综合征患者用 HDMTX，胃肠道毒性反应较重且 MTX 排泄延迟，要适当减少剂量
静脉 通路	留置 PICC 或者 CVC 或者输液港
观察表	建立 HDMTX 的毒性反应观察表及毒性反应处置表

6.2 大剂量甲氨蝶呤输注方案

方案	总量（输注时间）	负荷量（输注时间）	余量（输注时间）
（LBL）NHL-BFM90	$5g/m^2$（24h）	$0.5g/m^2$（0.5h）	$4.5g/m^2$（23.5h）
	$2g/m^2$（24h）	$0.2g/m^2$（0.5h）	$1.8g/m^2$（23.5h）
（BL）NHL-BFM95	$1g/m^2$（4h）	0	$1g/m^2$（4h）
	$5g/m^2$（24h）	$0.5g/m^2$（0.5h）	$4.5g/m^2$（23.5h）
（BL）LMB89	$8g/m^2$（4h）	0	$8g/m^2$（4h）
	$3g/m^2$（3h）	0	$3g/m^2$（3h）
FRE-IGR-ALCL99	$3g/m^2$（3h）	0	$3g/m^2$（3h）

大剂量甲氨蝶呤输注方案（续）

药物配制	**1. 有负荷量的方案** （1）静脉配置中心配药：负荷量 MTX 加至 0.9% 氯化钠注射液中，配成 30ml 药液，置入一次性 50ml 避光注射器中 （2）余量 MTX 加至 0.9% 氯化钠注射液中，配成 94ml 的药液，分置入两个一次性 50ml 避光注射器中 **2. 没有负荷量的方案**：MTX 加至 0.9% 氯化钠注射液中，配成 80ml（8g/m^2，静脉滴注 4h，20ml/h）或者 60ml（3g/m^2，静脉滴注 3h，20ml/h）的药液，分置入两个一次性 50ml 避光注射器中 根据各单位情况酌情调整配置方法
药物输注	1. 将装有药液的注射器连接一次性避光压力延长管，然后装入注射泵 2. 有负荷剂量的方案：负荷量的泵入速度为 60ml/h，余药的泵入速度为 4ml/h 3. 没有负荷剂量的方案：泵入速度为 20ml/h 4. 水化和碱化液体用输液泵，通过三通管与注射泵一同接入 PICC 5. 输注记录表：当班护士每小时观察药液输注速度是否准确、有无外渗等，并在记录表上记录、签名

6.3 大剂量甲氨蝶呤的剂量调整

根据内生肌酐清除率调整初始用药剂量

校正 Ccr/ml · min^{-1}	初始 MTX 剂量校正
> 100	100%
> 80~100	80%
> 60~80	70%
> 40~60	50%
20~40	40%

根据上一疗程 48h 的 MTX 浓度值调整后续疗程的剂量

上一疗程 48h MTX 浓度 /μmol · L^{-1}	HDMTX 剂量校正
< 0.5	+20%
0.5~1	无须调整
> 1	−20%

根据药物基因组学适当调整用药剂量

基因	多态性	影响
亚甲基四氢叶酸还原酶（MTHFR）	677C > T 1298A > C	酶活性降低，毒性增加
ATP 结合盒亚家族 C2（ABCC2）	−24C > T	转运缺陷，血药浓度高，加重骨髓抑制
ATP 结合盒亚家族 B1（ABCB1）	3435C > T	转运缺陷，血药浓度高，加重骨髓抑制
有机阴离子转运多肽 1B1（OATP1B1 或 SLCO1B1）	c.521T > C	清除率下降，血药浓度高，毒性增加

说明：目前尚无根据基因型调整大剂量甲氨蝶呤（HDMTX）剂量的指导性方案报道，仅供参考

6.4 叶酸解救方案

不同解救药物的特性

亚叶酸	甲酰四氢叶酸（leucovorin，LCV），叶酸在肝和骨髓转为 LCV 才能起作用，LCV 的 $t_{1/2}$ 为 6~7h
四氢叶酸钙	calcium folinate（CF），LCV 和 CF 的剂量可以等量换算
左亚叶酸钙	L-calcium levofolinate（L-LV），是四氢叶酸（THF）的 5- 甲酰衍生物的非对映异构体混合物，是 LCV 的活性形式，L-LV 向细胞的转运能力高于亚叶酸，L-LV 分布容积远高于 LCV，药效和安全性均优于 LCV。血浆 L-LV 的 $t_{1/2}$ 为 0.5h，L-LV 仅需要 LCV 的一半
	LCV、CF 和 L-LV 不含防腐剂，故配制时充分注意细菌污染，配制后 24h 内使用

CF 解救方案

MTX 方案	开始解救时间（MTX 开始输注后），首剂量	CF 解救 6h 后的剂量
$5g/m^2$（24h）	42h，$15mg/m^2$	q6h.，每次的 CF 剂量根据 MTX 血浓
$2g/m^2$（24h）	42h，$15mg/m^2$	度进行调整
$1g/m^2$（4h）	24h，$15mg/m^2$	
$8g/m^2$（4h）	24h，$15mg/m^2$	
$3g/m^2$（3h）	24h，$15mg/m^2$	
备注	严密观察患者的皮肤、黏膜、消化道、骨髓、肝肾等器官的毒性反应，并酌情追加解救剂量和次数，尤其是 Scr 超过基线的 $25\mu mol/L$ 或 1.5 倍时	

6.5 MTX 血浓度监测及指导 CF 解救的方案

MTX 的血药浓度检测方法

采样时间	HDMTX 静脉滴注结束时（了解 MTX 峰浓度或者稳态血浓度），结束后（了解 MTX 排泄情况）12h、24h、48h、72h，或根据血药浓度适当增加采样次数，至少每日监测一次 MTX 血药浓度
样品与处理	避开输液部位（最好不在输液用的肢体）采集外周血 2ml，血清（常用）或血浆样品避光送检，立即检测，若无法及时送检，应按时间点留取标本，抽血后放置在 4℃ 冰箱中避光保存
测定方法	荧光偏振免疫法（FPIA）、固相萃取高效液相色谱法（SPE-HPLC）最常用

MTX 排泄正常时 MTX 血药浓度监测以及 CF 解救方案

$MTX_{24} < 150\mu mol/L$	CF 开始解救的时间和剂量遵照原始方案中的要求进行，直至 $MTX \leqslant 0.25\mu mol/L$
$MTX_{36} < 3.0\mu mol/L$	
$MTX_{42} \leqslant 1.0\mu mol/L$	
$MTX_{48} \leqslant 0.4\mu mol/L$	

MTX 排泄延迟时 MTX 血药浓度监测以及 CF 解救方案

$MTX_{24} \geqslant 150\mu mol/L$　对于持续 24h 输注方案，由 MTX 开始输注后 42h 开始解救改为 36h 开始解救，$15mg/m^2$，q.6h.，i.v.，之后根据 MTX_{42} 调整

$MTX_{36} \geqslant 3.0\mu mol/L$　首剂 $15mg/m^2$，之后根据 MTX 调整，q.6h.，i.v.，直至 MTX $\leqslant 0.25\mu mol/L$

$MTX_{42} \geqslant 5.0\mu mol/L$　当 $MTX_{42} \geqslant 5.0\mu mol/L$ 时
（MTX 中毒）
（1）CF 与 MTX 竞争 RFC 介导的细胞摄取，当 MTX 血浆浓度很高时，CF 解救效果欠佳，应采用 CRRT 中的 CVVH 模式体外清除 MTX（血液透析和血液滤过容易导致 MTX 血浓度反跳），同时积极水化、碱化和 CF 解救

（2）葡聚糖酶（羧肽酶 G2）在细胞外将 MTX 分解成两个不经肾消除的非活性代谢物，在 HDMTX 输注开始后 48~60h 内使用，对细胞内的 MTX 没有作用，在 MTX 被充分清除之前，CF 解救治疗仍必需；在用葡聚糖酶之前或之后 2h 内不用 CF，因为 CF 也是葡聚糖酶的代谢底物

（3）CF（mg）= MTX 浓度（μmol/L）× 体重（kg），q.6h.，持续输注 1h，每次最大量 < 20mg/kg

（4）当 MTX_{42} 1~5.0mmol/L 时，按下图调整，q.6h.，i.v.，直至 MTX $\leqslant 0.25\mu mol/L$

MTX 血浓度监测及指导 CF 解救的方案（续）

MTX$_{42}$：1~5.0μmol/L 按以下调整剂量，q.6h.，i.v.，直至 MTX ≤ 0.25μmol/L

或

MTX$_{48}$：≥ 0.4μmol/L

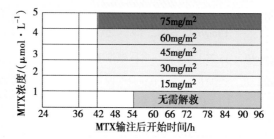

6.6 水化和碱化方案

水化

时间	剂量	配制	注意事项
MTX 输注 –4~72h	3 000ml/（m^2·24h），即 125ml/（m^2·h）持续匀速	1/2 张液体，10% 氯化钾稀释为 2‰，5% 碳酸氢钠 5ml/（kg·24h）	• 鼓励患儿饮水，占总液体的 1/4~1/3，余量匀速静脉滴注
如果 MTX 排泄延迟，可延长水化时间	200ml/（m^2·h）		• 每 12h 估算一次出入量，入量比出量 > 400ml/（m^2·12h），呋塞米（速尿）0.5mg/kg（单次最大量 20mg），i.v. • 若无 MTX 排泄延迟，48h 后可适当减少水化量

碳酸氢钠（SB）静脉碱化

时间	方案	注意事项
MTX 输注 –4~0h	5%SB 1.25ml/（kg·h），使尿 pH 维持在 7.0~8.0	• 每次排尿均须测定尿 pH（尿常规）；如果尿 pH < 7，酌情静脉补充碳酸氢钠
MTX 输注 0~72h	同静脉水化，5%SB 5ml/（kg·24h）	• 儿童不主张口服乙酰唑胺或者 SB 片剂碱化尿液

6.7 不良反应防治措施

ADR 类型	3~4 级的表现	防治措施
黏膜	黏膜红斑，溃疡，影响正常进食（仅进食流质或不能进食）	监测患儿一般状况，液体出入量，血、尿常规及肝、肾功能；加强口腔护理、局部应用黏膜生长因子、利多卡因稀释后漱口止痛，稀释后的 CF 和粒细胞集落刺激因子（G-CSF）漱口，以促进口腔黏膜的修复；预防感染、补充液体和肠外营养支持；可酌情延用或加量 CF
肝功能	ALT/AST > 5 × ULN 或 TBIL > 3 × ULN	停用所有具有肝损害的药物，化疗过程中，清淡饮食，监测肝功能，酌情使用保肝药物
肾功能	Scr > 3 × ULN	肾功能损害较隐匿，若 Scr 升高，及时加强水化和碱化，同时增加 CF 解救的次数和剂量（CF 解救方案）；若发生肾衰竭或 MTX42 ≥ 5.0μmol/L，要用连续性肾脏替代治疗（CRRT）中的连续静脉 - 静脉血液透析（CVVH）模式体外清除 MTX（血液透析和血液滤过容易导致 MTX 血浓度反跳）；有条件的单位可以用葡聚糖酶（羧肽酶 G2）并加强 CF 解救（MTX 中毒的处理）

ADR 类型	3~4 级的表现	防治措施
消化道	呕吐 6~10 次 /24h，不能进食，排便 7~9 次 /d，或大便失禁或严重腹痛	监测液体出入量和血电解质，HD-MTX 化疗前使用 5- 羟色胺受体拮抗剂和地塞米松预防恶心、呕吐，必要时选择性使用 NK-1 受体拮抗剂；腹泻严重者，积极止泻，改流食或要素膳食，必要时禁食，肠外营养支持；呕吐和腹泻会影响 MTX 排泄，密切监测 MTX 浓度，并酌情增加 CF 解救剂量或次数
骨髓	WBC $< 1.0 \times 10^9$/L 或 ANC $< 0.5 \times 10^9$/L 或 PLT $< 20.0 \times 10^9$/L 或 Hb < 60g/L	监测血常规，成分输血，G-CSF 和 TPO 等细胞因子，预防感染
感染	持续发热 > 3d，血液感染、复合感染或血流动力学不稳定	皮肤及黏膜破溃、呕吐和腹泻、粒细胞缺乏等，会增加感染的发生率，加强局部的护理和感染的预防等支持治疗，按相关指南选用敏感抗生素
皮肤	有症状的全身性斑疹、丘疹或疱疹、剥脱性皮炎或溃疡性皮炎	注意皮肤清洁，勤换衣被，衣物宽松；干痒明显时，可用炉甘石洗剂涂擦；加强 CF 解救，HD-MTX 治疗期间要避免强紫外线照射；发生光敏感性皮炎、多形红斑和 Steven-Johnson 综合征时，可局部甚至全身应用糖皮质激素，对症支持治疗

不良反应防治措施（续）

ADR 类型	3~4 级的表现	防治措施
神经	头痛、厌食、恶心、呕吐、意识模糊、眩晕、视物模糊、失语、易激惹、嗜睡、抽搐、感知迟钝到昏迷和偏瘫等	镇静、降颅压等对症处理；氨茶碱 2.5mg/kg 持续静脉输注 45~60min，或 0.5mg/（kg·h）持续静脉输注 12h

参考文献

［1］TIWARI P, THOMAS MK, PATHANIA S, et al. Serum creatinine versus plasma methotrexate levels to predict toxicities in children receiving high-dose methotrexate. Pediatr Hematol Oncol, 2015, 32 (8): 576-584.

［2］HOWARD SC, MCCORMICK J, PUI CH, et al. Preventing and managing toxicities of high-dose methotrexate. Oncologist, 2016, 21 (12): 1471-1482.

［3］VAISHNAVI K, BANSAL D, TREHAN A, et al. Improving the safety of high-dose methotrexate for children with hematologic cancers in settings without access to MTX levels using extended hydration and additional leucovorin. Pediatr Blood Cancer, 2018, 65 (12): e27241.

［4］DROST SA, WENTZELL JR, GIGUÈRE P, et al. Outcomes associated with reducing the urine alkalinization threshold in patients receiving high-dose methotrexate. Pharmacotherapy, 2017, 37 (6): 684-691.

［5］杨丽华, 卢新天, 顾健, 等. 大剂量氨甲蝶呤持续静脉滴注后四氢叶酸钙解救方案的研究. 中华儿科杂志, 2005, 43 (5): 393-394.

［6］RAZALI RH, NOORIZHAB M, JAMARI H, et al. Association of ABCC2 with levels and toxicity of methotrexate in malaysian childhood acute lymphoblastic leukemia (ALL). Pediatr Hematol Oncol, 2020, 37 (3): 185-197.

［7］PUI CH, YANG JJ, BHAKTA N, et al. Global efforts toward the cure of childhood acute lymphoblastic leukaemia. Lancet Child Adolesc Health, 2018, 2 (6): 440-454.

［8］BHINDER MTM, HALUM AS, MUFLIH SM, et al. Pharmacogenetic testing for methotrexate treatment in leukemia patients. J Biomol Res Ther, 2015, 4: 134.

［9］YANAGIMACHI M, GOTO H, KANEKO T, et al. Influence of pre-hydration and pharmacogenetics on plasma methotrexate concentration and renal dysfunction following high-dose methotrexate therapy. Int J Hematol, 2013, 98 (6): 702-707.

［10］张华年, 文玲莉, 张少文, 等. 固相萃取高效液相色谱法检测生物样本中甲氨蝶呤. 药物分析杂志, 2000, 20 (6): 401-404.

［11］LOPEZ-LOPEZ E, BALLESTEROS J, PIÑAN MA, et al. Polymorphisms in the methotrexate transport pathway: A new tool for MTX plasma level prediction in pediatric acute lymphoblastic leukemia. Pharmacogenet Genomics, 2013, 23 (2): 53-61.

［12］HEIL SG. Genetics of high-dose methotrexate-induced oral mucositis: Current perspectives. Pharmacogenomics, 2019, 20 (9): 621-623.

［13］RAMSEY LB, PANETTA JC, SMITH C, et al. Genome-wide study of methotrexate clearance replicates SLCO1B1. Blood, 2013, 121 (6): 898-904.

［14］LI X, SUI Z, JING F, et al. Identifying risk factors for high-dose methotrexate-induced toxicities in children with acute lymphoblastic leukemia. Cancer Manag Res, 2019, 11: 6265-6274.

儿童和青少年大剂量甲氨蝶呤临床应用

［15］杨丽华, 卢新天. 大剂量甲氨蝶呤治疗儿童急性白血病的现状和进展. 中国小儿血液与肿瘤杂志, 2012, 17 (6): 241-244.

［16］王丽, 王刚, 张华年, 等. 儿科治疗药物监测与合理用药. 北京：人民卫生出版社, 2018.

［17］CTE Program. Common Terminology Criteria for Adverse Events Version 5. 0. Bethesda, MD: National Institutes of Health National Cancer Institute, 2017.

［18］PATTE C, AUPERIN A, MICHON J, et al. The Société Française d'Oncologie Pédiatrique LMB89 protocol: Highly effective multiagent chemotherapy tailored to the tumor burden and initial response in 561 unselected children with B-cell lymphomas and L3 leukemia. Blood, 2001, 97 (11): 3370-3379.

［19］WOESSMANN W, SEIDEMANN K, MANN G, et al. The impact of the methotrexate administration schedule and dose in the treatment of children and adolescents with B-cell neoplasms: A report of the BFM Group Study NHL-BFM95. Blood, 2005, 105 (3): 948-958.

［20］LE DELEY MC, ROSOLEN A, WILLIAMS DM, et al. Vinblastine in children and adolescents with high-risk ana-plastic large-cell lymphoma: Results of the randomized ALCL99-vinblastine trial. J Clin Oncol, 2010, 28 (25): 3987-3993.

32检